AF385191

PATHOGÉNIE ET TRAITEMENT

DES

HÉMORRHAGIES UTÉRINES

(Hors de la grossesse et de l'accouchement.)

PAR

J.-E. CARPENTIER-MÉRICOURT,

Docteur en médecine de la Faculté de Paris,
Ancien interne provisoire des hôpitaux,
Ex-chirurgien aide-major (armée de Paris 1870-1871),
Membre correspondant de la Société anatomique,
Médaille de bronze de l'Assistance publique.

———— ✦ ————

PARIS

OCTAVE DOIN, ÉDITEUR

PLACE DE L'ÉCOLE-DE-MÉDECINE

2, rue Antoine-Dubois, 2

—

1875

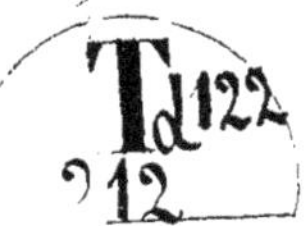

PATHOGÉNIE ET TRAITEMENT

DES

HÉMORRHAGIES UTÉRINES

(Hors de la grossesse et de l'accouchement.)

PATHOGÉNIE ET TRAITEMENT

DES

HÉMORRHAGIES UTÉRINES

(Hors de la grossesse et de l'accouchement.)

PAR

J.-E. CARPENTIER-MÉRICOURT,

Docteur en médecine de la Faculté de Paris,
Ancien interne provisoire des hôpitaux,
Ex-chirurgien aide-major (armée de Paris 1870-1871),
Membre correspondant de la Société anatomique,
Médaille de bronze de l'Assistance publique.

PARIS

OCTAVE DOIN, ÉDITEUR

PLACE DE L'ÉCOLE-DE-MÉDECINE

2, rue Antoine-Dubois, 2

1875

INTRODUCTION.

Pendant le cours de nos études, pendant notre séjour à l'hôpital, nous avons été frappé, comme tout le monde, des difficultés que présente le traitement des hémorrhagies utérines. Désireux d'en connaître les causes, nous avons d'abord eu l'intention de rechercher tout ce qui avait été fait sur cette question, de réunir en un bloc, pour ainsi dire, les divers traitements épars dans les journaux, d'en faire l'analyse et d'en essayer la critique.

Notre savant maître, M. le professeur Verneuil, que nous avons consulté à ce sujet, a appelé notre attention sur l'analogie que présentent l'hémorrhagie utérine normale et la métrorrhagie. D'après ses conseils, nous avons compulsé, lu, analysé plusieurs travaux, et en particulier les belles recherches de M. Rouget; beaucoup de faits que nous ne comprenions pas bien, nous ont alors paru très-clairs, et nous sommes resté convaincu que les notions physiologiques pouvaient éclairer la pathogénie des hémorrhagies et permettre d'en instituer un traitement rationnel.

C'est ce que nous voulons démontrer dans le courant de ce travail, divisé en trois chapitres.

Dans le premier, en donnant une énumération, peut-être un peu fatigante, des causes alléguées par les auteurs, et des traitements institués par eux, nous voulons montrer combien souvent on est impuissant en face d'une métrorrhagie, parce qu'on ne s'attaque pas à la véritable cause.

Dans le deuxième chapitre, nous analysons le mémoire de M. Rouget, et nous rappelons les notions anatomiques et physiologiques indispensables pour bien comprendre l'hémorrhagie normale menstruelle , la menstruation.

Dans le troisième chapitre, nous essayons, au moyen de ces notions physiologiques et anatomiques, d'expliquer la pathogénie de la métrorrhagie et d'instituer un traitement rationnel.

PATHOGÉNIE ET TRAITEMENT

DES

HÉMORRHAGIES UTÉRINES

(Hors de la grossesse et de l'accouchement)

CHAPITRE PREMIER.

Il n'est pas, dans la pratique des maladies des femmes, de symptôme pour lequel on soit plus souvent consulté que l'hémorrhagie utérine, au moment des règles, pendant l'intervalle des règles, à la ménopause ou après la ménopause.

En raison des accidents variés qu'elle entraîne à sa suite : quelquefois, mort pour ainsi dire foudroyante; anémie, débilité profonde de tout l'organisme ; en raison des troubles nerveux qu'elle réveille ou qu'elle produit, l'hémorrhagie a, de tous temps, excité la sagacité, les recherches du praticien.

Que l'on ouvre les livres classiques de pathologie interne, les ouvrages spéciaux, les monographies, les thèses (et Dieu sait si elles sont nombreuses !) qui traitent de la question, on est frappé de la diversité des hémorrhagies, des divisions nombreuses, des classifications adoptées.

Passons rapidement en revue les diverses causes

alléguées par les auteurs et disons ce qu'on entend par les mots ménorrhagie, métrorrhagie, pertes.

Les règles peuvent être plus abondantes ou durer plus longtemps que d'habitude; elles peuvent aussi être augmentées en quantité et en durée. Lorsque les règles durent plus longtemps que d'habitude, mais qu'il n'y a qu'une sorte de suintement, on a ce que les anciens aplaient le *stillicidium*, le *ploratus uteri*. Lorsqu'elles sont plus abondantes, on a la ménorrhagie, définie ainsi par Raciborski : « On a appelé ménorrhagie, du grec μὴν mois, et ῥέω, je coule. des métrorrhagies qui naissent évidemment sous l'impulsion de l'orgasme périodique de l'ovulation. »

« C'est l'hémorrhagie menstruelle, si l'on veut, mais sortant, par son abondance, des limites physiologiques et offrant même de la tendance à se répéter dans l'intervalle des époques voisines. »

Du reste, la ménorrhagie ne diffère souvent que très-peu des règles, et il arrive quelquefois que le diagnostic est bien difficile à établir; à moins d'une cause pathologique évidente, on n'a pas de signe positif, absolu, indiquant si un écoulement sanguin qui a lieu à une époque menstruelle est physiologique ou pathologique; pour le regarder comme morbide, il faut, appréciant son abondance et sa durée, avoir lieu de craindre ou observer le développement de ces troubles qu'entraînent après eux les écoulements de sang trop considérables, soit qu'ils durent trop longtemps, soit qu'ils se répètent trop-fréquemment.

On a divisé les métrorrhagies en essentielles et en symptomatiques de lésions diverses.

HÉMORRHAGIES ESSENTIELLES.

Les hémorrhagies essentielles ont été niées par beaucoup d'auteurs ; à propos d'elles, Lisfranc dit : « La métrorrhagie est à la matrice ce que l'hémoptysie est aux poumons ; de même que ce dernier symptôme existe rarement sans affection organique pulmonaire, de même, une perte utérine, de quelque durée, indique constamment une affection organique de l'utérus. »

Admises par d'autres auteurs, MM. Juteau (thèse de Paris, 1850) et Courty, elles ont été décrites par les auteurs anciens, qui lui assignaient et des causes prédisposantes et des causes occasionnelles.

Causes prédisposantes.

§ I. — *Tenant au sujet lui-même.*

1° *Age*. L'hémorrhagie arrive rarement avant la puberté ; on en a cependant cité quelques cas :

Caron du Villars (7 ans) ; Van den Bosch (8 ans). Gendrin a vu une famille dans laquelle toutes les filles, pendant trois générations, ont présenté des hémorrhagies utérines revenant régulièrement entre 7 et 8 ans.

Colombat, de l'Isère, cite une enfant de 7 ans ; Clarke. une de 9 mois. En 1873, M. Puech a publié, dans la *Gazette obstétricale de Paris*, l'observation d'une petite fille de 5 ans et demi, qui perdait régulièrement tous les mois, sans que rien pût arrêter l'écoulement, et cela, malgré trois saisons passées aux bains de mer, malgré une médication tonique et reconstituante.

La fréquence la plus grande des métrorrhagies a lieu au

moment de la puberté et pendant tout le temps que la femme est réglée.

A l'époque de la ménopause, il est fréquent de voir apparaître des hémorrhagies, quelquefois très-abondantes, d'autres fois seulement plus fréquentes. Et, à ce propos, Zimmermann dit : « L'utérus, à l'époque de la ménopause, ressemble à une lampe qui jette sa dernière lueur avec plus d'éclat, lorsqu'elle est près de s'éteindre. »

Nous croyons qu'on peut donner, de ce fait, une explication physiologique ; aussi reviendrons-nous sur ce point.

2° *Tempéraments :* Sanguin, pléthorique, bilieux, nerveux, lymphatique, ont été considérés comme prédisposant aux hémorrhagies ; on les a attribuées à la colère (Peu, pratique des accouchements), à la douleur, aux chagrins (Morgagni, de sedibus et caus. morb.), à la terreur, à la joie (Hoffman, med. rat. syst.) ;

3° *Hérédité.* Il en est de l'hérédité des métrorrhagies un peu comme de l'hérédité de l'hémophilie ; c'est l'influence de la constitution, du tempérament du sujet qu'il faut incriminer ;

4° *Lactation prolongée.*

5° *Avortements répétés.*

§ II. — *Tenant aux agents extérieurs.*

1° *Profession.* C'est par un empoisonnement lent qu'elle agit (intoxication paludéenne, mercurielle (Bernutz) ; intoxication saturnine (C. Paul, *Archives de médecine,* 1860) ;

2° *Climats. — Température. — Altitude. — Climats froids et humides (Hippocrate). — Climats chauds.* Blumenbach (de gener. hum. vari) cite le fait de femmes européennes transportées en Guinée.— Chaleur atmosphérique très-forte, Stoll (Rat. med. morb. epid., 1778); Haller (Elém. physiol. lib. XXVIII, sect. III) dit que les femmes exposées à une haute température perdent plus de sang que les femmes des pays septentrionaux.

Altitude. Saucerote (*Mélanges de chirurgie*) a remarqué que les femmes qui habitent les montagnes des Vosges sont très-exposées aux hémorrhagies utérines et aux avortements, et qu'on les préserve de ces accidents eu les faisant descendre dans les plaines.

3° *Constitution médicale.* Hémorrhagies épidémiques observées par les médecins de Breslaw, 1699; à Lille, en 1758 (*Journal de méd. de Vandermonde*); à Vienne, en 1778. — Par Stoll, dans un temps de chaleur atmosphérique très-forte.

Parmi les métrorrhagies sans lésions, on a noté aussi:

1° Des métrorrhagies périodiques, attribuées par Sthal à l'habitude; par Cullen, à la persistance de la cause qui a fait naître la première hémorrhagie; par Medicus, à la cause inconnue des fièvres intermittentes. Picqué, du reste, a vu une métrorrhagie intermittente quotidienne, survenant régulièrement chaque jour, à six heures du matin. Arloing en a cité une autre, intermittente tierce.

2° Métrorrhagies critiques: jugeant une pneumonie au quatrième jour (Hippocrate); jugeant une fièvre typhoïde (Huxam)?

3° Métrorrhagies survenant dans le cours de fièvres graves: scarlatine, rougeole, variole, épistaxis utérines du professeur Gubler, fièvre typhoïde, fièvres éruptives, érysipèle, exanthèmes fébriles, inflammations thoraciques et abdominales;

4° Hémorrhagies, de causes dyscrasiques, dues à une altération du sang sous l'influence des maladies, typhus, peste, fièvre jaune, purpura ; scorbut (Bucquoy, thèse de Paris, 1856); dues à intoxication par poisons septiques, anémie, leucocythémie, diathèses, cachexies.

Métrorrhagies amenées par la névralgie lombo-abdo minale (Marrotte).

Causes occasionnelles.

Traumatisme direct, manœuvres chirurgicales ; sangsues, cautérisation du col ou du corps de l'utérus, manœuvres abortives ; traumatisme physiologique, coït répété, disproportion des organes, onanisme.

HÉMORRHAGIES SYMPTOMATIQUES DE LÉSIONS DIVERSES.

1° Maladies de l'utérus, amenant la fluxion (Courty), la congestion ou la plénitude du système vasculaire sanguin de l'utérus.

La métrite aiguë ou chronique, les érosions du col, ulcérations granuleuses, saignant au moindre contact. Fongosité sutérines, décrites par Récamier, kystes muqueux (Huguier) glandulaires du col. Polypes fibreux et muqueux. Corps fibreux, ceux surtout qui sont intra-utérins. — Tuberculose utérine. Epithélioma et cancer du col.

2° Maladies et lésions des annexes. Pelvi-péritonites. Lésions des ovaires.

Nous ne parlons, dans tout ce qui précède, que des hémorrhagies externes, laissant de côté les métrorrhagies internes, les hémorrhagies intra-abdominales, les hématocèles sur lesquelles nous aurons à revenir ; et, cependant, on voit par cette énumération rapide des hémorrhagies utérines, combien est grand le nombre des variétés, qui, en somme, peuvent se réduire à deux grandes classes.

1° Hémorrhagies sans lésions de l'utérus ;

2° Hémorrhagies avec lésions de l'utérus, seul ou de tout l'appareil génital, utérus et annexes.

Voilà pour les *variétés* et *divisions*. Si, d'un autre côté, nous recherchons les conseils donnés par les auteurs, les moyens employés contre les hémorrhagies utérines, nous verrons que la *thérapeutique*, est non moins variée. Il y a pour ainsi dire, exubérance de remèdes.

Ouvrons Astruc, nous trouvons une nomenclature complète des moyens préconisés avant lui, une liste très-longue de tous les médicaments, végétaux, animaux, minéraux, pouvant être employés dans le traitement des métrorrhagies.

Dans les hémorrhagies de moyenne intensité, préconisant la saignée, il ajoute : « A mesure qu'on diminue le volume du sang et qu'on détend par la saignée les vaisseaux de la matrice, on doit travailler à resserrer les appendices veineux de ces vaisseaux qui sont trop dilatés et quelquefois déchirés » et dans cette vue, il ordonne l'usage d'astringents, en forme d'apozèmes, plantain, bourrache, millefeuilles, ortie blancne, ou de bols avec sang-dragon, cachou, mastic, corail rouge préparé, alun, etc.

Pour les pertes abondantes, il fait avaler dans du bouillon deux pincées de fleurs de chardonnette hachées bien menues, et conseille, si les pertes sont douloureuses, d'y associer les narcotiques.

Il fait aussi faire des injections dans la matrice, avec

décoction de racines ou feuilles astringentes, des injections avec le suc exprimé de la fécule d'anis fraîche.

Les malades doivent mettre leurs pieds à l'eau froide
et non chaude.

Enfin il recommande surtout :

1° L'alun de roche, en pilules avec du sang-dragon.

2° L'eau de Rabel, et la tisane de grande consoude.

3° Des injections avec du suc de plantain et de bourse
à pasteur.

Pour le traitement des hémorrhagies du cancer, on
voit apparaitre le tamponnement ; le mot n'y est pas,
mais le fait y est, puisqu'il applique, dans les hémorrhagies cancéreuses, des plumasseaux imbibés de décoctions
ou saupoudrés avec des absorbants : poudre de plomb
amalgamée avec le mercure.

Les auteurs de la même époque préconisent, à peu
près, les mêmes moyens, conseillant aussi, comme Astruc,
les révulsifs employés avant eux, la ligature des membres, etc., etc.

Si nous passons rapidement en revue *les divers procédés
de traitement*, conseillés par les praticiens, nous voyons
qu'on a employé :

1° *Les astringents*, sous toutes les formes. Les astringents végétaux et minéraux les plus souvent expérimentés
sont : le tannin, l'écorce de chêne, l'acide gallique
(0,25 en potion).

Le cachou, le ratanhia (2 à 5 gr. en potion), le ben-
join, le sang-dragon (1 à 10 gr. en poudre), le matico
(10 gr. pour 1000 en infusion).

L'acétate de plomb en injections et en pilules.
Dr Krimer (3 grains d'acétate de plomb, 1r4 de grain
d'opium); 3 doses ont suffi pour arrêter une métrorrhagie

balistique, chez une cancéreuse. — Traitement employé d'abord en Angleterre et en Amérique par Ewel de Washington.

Teinture de sesquichlorure de fer, perchlorure de fer en potions, en topique.

L'alun. injections et potions, associé à la cannelle et à l'opium. Pilules d'Helvetius (1 à 6 par jour).

Enfin toutes les eaux hémostatiques connues : eau de Léchelle, de Brocchieri, de Tisserand, etc.

2° *Les réfrigérants*. Le froid a été recommandé de tous temps; Hippocrate dit : « In his autem frigido uti oportet, unde sanguis erumpit, aut erupturus est, non super ista, sed circa hæc unde fluit. (Aphor. XXIII.)

Boissons froides. Compresses froides appliquées sur l'abdomen, la vulve.

Lavements et injections froids. Bains de siége froids. Glace dans le vagin, Douches. Hydrothérapie. Bains de pieds froids.

3° *Le chaud* a aussi été recommandé, et assez souvent on a vu des hémorrhagies utérines s'arrêter au bout de quelques minutes d'immersion dans un bain chaud.

Les auteurs anciens employaient aussi les fumigations : fumigations avec corne de mule grossièrement broyée et jetée sur des charbons ardents (Michael, Johannès Paschalius. Méthod. curandi, lib. I, caput 55).

4° *Les toniques*, mais associés aux autres moyens.

5° *Les stimulants*. Alcool. Vin. Teinture de cannelle. Vin de Porto.

Lavements vineux, simples ou associés à l'opium.

Lavements au vin de Porto.

Électricité (Bulletin de thérapeutique, 1861).

6° *Les narcotiques et les anti-spasmodiques*. Hoffmann, de hœmorrhagia uteri immoderata).

7° *Les vomitifs et les purgatifs*. Sarcone, Baglivi. Bergius, Finke et Stoll.

Ipecacuanha (2 grammes), *Gazette des hôpitaux*, 1855.

8° *Des médicaments agissant directement sur l'utérus*. Ergot de seigle (0,25, 3 fois par jour), ergotine en potion (1 gr. pour 100), en applications topiques, en solution (10 gr. pour 100).

Sulfate de quinine (Gueneau de Mussy. Thèse de Bartharez, 1872, Paris),

9° *Les évacuations sanguines;* saignées du bras, du pied, scarifications, sangsues au col.

10° *Ligature des membres*. Ligatures très-serrées à la racine des quatre membres. Galien, Aetius, Paul d'Égine.

11° *Les révulsifs;* frictions. Hippocrate conseille de grandes ventouses appliquées aux mamelles : « Mulieri si placet menstrua sistere, cucurbitulam quam magnam ad mammas appone » (Sect. V. Aph. 50).

Rivière, Platerus, Haller. Ventouses entre les deux épaules ou sur l'hypochondre droit. Velpeau, sinapismes entre les deux épaules. Frictions avec huile de croton ; sinapismes aux jambes ; manuluves sinapisés.

Ventouses Junod ; vésicatoires volants.

Enfin pouvant être considérés comme révulsifs en même temps que purgatifs, les lavements avec aloès (Aran).

Aloès...............	5 grammes.
Savon médical....	5 —
Eau bouillante....	100 —

Dans ces derniers temps, M. Gueneau de Mussy, a expérimenté et proposé un nouveau moyen, indiqué par le Dr Chapman : il applique sur la région lombaire, un petit sac en caoutchouc, contenant de l'eau chaude à la température de 46°. Pour expliquer les effets de ce traitement, il dit : « il faut admettre que l'application de l'eau chaude amène une contraction des vaisseaux et peut-être des fibres utérines, ou au moins qu'elle diminue par un processus quelconque l'afflux du sang dans l'appareil utéro-ovarien. » (*Annales de gynécologie*, juillet 1875.).

12° *Le tamponnement*. Employé à juste titre, par les auteurs les plus anciens. Hippocrate (*De mul. morb., lib. aput,* LXXVI). Moschion, Paul d'Égine, F. de Hilden. Hoffmann, Astruc, Leroux.

On employait différentes substances pour faire les tampons : Paul d'Égine, éponge trempée dans du vin et de la poix.

Fabrice de Hilden. Poudre dans laquelle il trempait un pessaire d'étoupes mouillées.

Smellie. Éponge avec vin et eau, avec solution d'alun. François Rauchin, chancelier de l'université de Montpellier, 1645, dit : « Linteola oxycrato et succo plantag. imbuta, si immittantur in cervicem uteri, sistunt profluvium. » Si on imbibe de petits linges d'oxycrat et de suc de plantain, et qu'on les introduise dans le col de l'utérus, ils arrêtent l'hémorrhagie.

Actuellement on emploie surtout des tampons de charpie imbibée de perchlorure de fer; quelquefois on se sert aussi d'une sorte de pessaire, une poire en caoutchouc, de Gariel, qu'on introduit vide dans le vagin et que l'on gonfle ensuite, en y injectant de l'air.

13° *Compression abdominale.* Ambroise Paré, Millot, 1773, Denman, Baudelocque. On applique autour du corps un bandage, une serviette, entre laquelle et les régions abdominales, antérieures et latérales, on place d'épaisses compresses graduées imbibées de mélanges réfrigérants.

Compression de l'aorte. — Se fait au niveau des dernières vertèbres lombaires ; se pratique surtout chez les nouvelles accouchées.

14° *Injections*. Vaginales, utérines. Nombreuses et variées, injections d'eau froide, d'eau chaude. Injections avec des substances astringentes. Alun (5 à 15 gram.), sulfate de zinc (5 à 10 gram.), alcool, essence de térébenthine.

Acide sulfurique ou nitrique étendu (Pasta); teinture d'iode (1/3 d'iode, 2/3 d'eau). Dupierris, *Gazette des hôp.*, 1857.

Perchlorure de fer, etc., etc,

Pasteur (thèse de 1808), propose de porter dans la matrice un citron écorcé.

15° *Potions*. Elles sont très-nombreuses, de toutes sortes.

Je n'en citerai que quelques-unes, comme exemple.

Décoction :

℞ Ortie.......... 30 grammes.
Eau........... 5000 —
(Benevente, *Bulletin de thérapeutique*, 1866).

℞ Semences de chardon Marie.... 30 grammes.
Eau........................... 100 —
par cuillerées toutes les deux heures (*Bulletin de thérap.*, 1863).

Potion de Laidlow (*Bulletin de thérap.*, 1863).

℞ Acétate de plomb...... 0,80 centigr.
Alcool d'opium........ 4 grammes.
Vinaigre ordinaire..... 45 —
Eau distillée.......... 60 —
Une cuillerée toutes les quatre heures.

Dans les hémorrhagies passives survenant pendant les fièvres·graves, Chrestien de Montpellier (*Bulletin de thérapeutique*, 1861), préconise la potion suivante :

℞ Peroxyde de fer........   8 grammes.
  Sirop de menthe.......   30   —
  Eau de cannelle........   15   —
  Eau·de mélisse.........   45   —
  Eau de menthe.........   45   —

Cette potion, attribuée à Plenk, se donne par cuillerées à bouche, de deux heures en deux heures.

℞ Extrait thébaïque............   0,25
  Acétate neutre de plomb....   0,50
  f. s. a. 10 pilules. 1 matin et soir.

℞ Eau distillée de plantain..   125 grammes.
  Tannin.................   1   —
  Sirop d'écorces d'oranges..   30   —
  à prendre par cuillerée à bouche.

℞ Extrait de seigle ergoté......   4 grammes.
  Eau distillée de cannelle......   100   —
  Sirop diacode...............   10   —
  Sirop de sucre..............   20   —
  à prendre par cuillerée toutes les demi-heures.

  Ergotine...............   1 gramme.
  Eau..................   100   —
  Sp. de fleurs d'oranges.   30   —

F. s. a. à prendre par cuillerées à bouche dans la journée. Si l'hémorrhagie est très-forte, la potion contenant 5 à 10 grammes d'ergotine sera administrée par cuillerée à de courts intervalles.

℞ Tannin.................   1 gramme.
  Eau distillée d'absinthe..   100   —
  Sirop de safran au vin.. }
  Vin de malaga........ } āā 20   —
  f. s. a. à prendre, 5 à 6 cuillerées par jour.

Potion alumineuse.

℞ Alun............   6 grammes
  Eau de roses.......   150   —
  Sirop de sucre..... } āā 20   —
  Sirop de diacode... }

par cuillerées, contre les hémorrhagies passives.

Potion astrigente de Pradel.

Tannin..........................   1 gramme.
Eau camphrée....................   200   —
Sirop d'extrait de ratanhia........ } āā 20   —
Sirop de gomme arabique......... }

F. s. a. prendre une cuillerée toutes les deux heures.

Enfin bien d'autres potions encore, dans lesquelles domine la teinture de cannelle qui agit surtout par l'alcool. Repoussée à peu près complètement par J.-A. Franck, la teinture de cannelle, préconisée par Van Swieten, les Allemands, Récamier, Aran, le professeur Gosselin, etc., se donne à la dose de 5, 15, 20 grammes dans 120 de véhicule.

Puis des potions contenant des médicaments destinés à agir sur le cœur, sur les vaisseaux. La digitale (0,05 à 0,10) la digitaline, le bromure de potassium.

Le perchlorure de fer, à la dose de 1 à 5 grammes ; et toutes les eaux hémostatiques connues : eau Vulnéraire, de Léchelle, de Pagliari, de Brocchieri, de Tisserand etc.

16° *Opérations.* Outre celles qui devront être faites dans certains cas, pour les altérations de tissu, causes de métrorrhagies avec lésions, polypes, corps fibreux, végétations, cancer du col, etc. etc., on conseille auss des cautérisations au fer rouge, au nitrate d'argent, etc. etc.

Tous ces procédés thérapeutiques pris dans différents auteurs, et tant d'autres disséminés dans des revues, peuvent se diviser en trois classes bien nettes :

1° Moyens directs.
- Opérations,
- Topiques,
- Tamponnement.

2° Moyens indirects.
- Froid,
- Chaud,
- Révulsifs.

2° Moyens généraux. Médicaments agissant :
Sur le système capillaire,
Sur le cœur,
Sur la composition du sang.

En parcourant cette énumération, considérablement écourtée, on voit que dans le traitement des hémorrhagies utérines (ou pertes) tout est un véritable chaos ; la multiplicité même des moyens proposés, démontre qu'aucun n'est véritablement efficace.

En présence d'une hémorrhagie on hésite, on tâtonne, on passe en revue tous les médicaments; ou bien, comme souvent chacun a le sien, il l'essaye, mais celui-là vient-il à échouer, il en expérimente un autre qui ne réussit pas mieux que le premier, et alors, l'embarras et l'inquiétude ne font qu'augmenter en présence de l'écoulement sanguin.

Cela tient, selon nous, à ce que dans beaucoup de cas, dans la majorité des cas, (nous laissons de côté les hémorrhagies ou pertes survenant lorsqu'il y a destruction considérable de la matrice, avec fongosités saignantes aux moindres contacts) on ne se rappelle pas assez ce qui se passe dans l'état normal. On oublie ce qu'est l'hémorrhagie utérine normale, ce qu'est, en un mot, la menstruation.

·CHAPITRE II.

Les théories les plus diverses, les causes les plus variées ont été mises en avant pour expliquer l'état menstruel.

La pléthore (Aristote, Galien, Stahl, Haller, Freund,
Barthez).

Pour Aristote, le sang ne coulait pas, pendant la grossesse, afin que le fœtus pût s'en nourrir. *Menses prima
fœtus materia.*

Roussel (du système physique et moral de la femme)
considère la menstruation comme une fonction acquise.
Pour Auber, les femmes ne seraient assujetties à avoir
leurs règles, que parce que'elles avaient perdu l'habitude
de satisfaire l'instinct de la reproduction, aussitôt que
son aiguillon se fait sentir, comme cela devait avoir lieu
à l'état sauvage.

Les travaux qui ont rattaché définitivement la menstruation à l'ovulation ne datent guère que d'un quart de
siècle.

Carus, prouve par ses observations que les ovaires
possèdent déjà pendant la vie fœtale les germes de la
génération future (Carus, comptes rendus hebd. de l'Ins-
titut, Acad. des sciences 1837.) Brière de Boismont,
Raciborski 1838, donnent la théorie de Carus. Gendrin
1839, soutient pour la première fois la thèse de l'ovulation spontanée ; théorie qui bientôt reçoit l'appui des
observations de Négrier (d'Angers) 1840. Mais cette
opinion n'est pas acceptée ; Brière de Boismont, dans

son livre, de la menstruation, va même jusqu'à la traiter d'hypothèse ingénieuse.

A l'appui de la théorie de l'ovulation spontanée, viennent se rattacher les nom et travaux de Pouchet (de Rouen) (théorie positive de la fécondation 1842).

Actuellement cette théorie est admise sans contestation.

La fonction de la menstruation s'exerce pendant toute la durée de la vie destinée à la reproduction, et se manifeste périodiquement par l'orgasme vasculaire des ovaires et de l'utérus.

Chaque ovaire, d'après le professeur Sappey, contiendrait à peu près 400,000 follicules; à l'approche de la puberté, les vésicules de de Graaf augmentent de nombre et de volume. C'est à cette époque que l'on constate aussi des changements du côté des glandes mammaires, des hanches, des organes génitaux.

A l'époque menstruelle, un follicule avancé en maturité, proémine à la surface de l'ovaire, se gonfle, puis à un certain moment se rompt; l'ovule contenu, s'échappe, tombe dans la trompe, et en même temps les vaisseaux de la muqueuse utérine, boursouflée, tuméfiée et turgescente se rompent; l'hémorrhagie menstruelle a lieu; le sang apparaît au dehors et constitue les règles.

En même temps que ces phénomènes se passent à l'intérieur, on constate certains symptômes prémonitoires de la menstruation; quelquefois des troubles sympathiques du côté d'autres organes, et surtout, gonflement des mamelles, une sensation de plénitude et de pesanteur dans la région hypogastrique, un météorisme abdominal modéré, des douleurs lombaires, un écoulement vaginal séro-muqueux, enfin un prurit des parties sexuelles. Dans certains cas, tous ces symptômes acquièrent, ainsi que nous le verrons, un tel degré d'acuité, qu'ils constituent un état morbide.

Mais, pour bien comprendre ce grand acte physiologique, duquel nous croyons (et nous tâcherons de le démontrer) que l'on peut rapprocher, dans maintes occasions, l'écoulement sanguin anormal, la métrorrhagie, il faut l'étudier un peu plus en détail.

Pour cela, il est nécessaire de s'appuyer sur l'anatomie, la physiologie, et les belles recherches de Rouget, de Montpellier.

I. ANATOMIE.

Les organes que nous avons à étudier sont compris dans l'épaisseur d'une cloison verticale, divisant en deux le bassin et formée, en grande partie, par le péritoine : ce sont l'utérus, au milieu, et de chaque côté les deux ovaires. Ceux-ci, sont reliés à l'utérus par le ligament de l'ovaire, naissant au bord latéral et supérieur de l'utérus, au-dessous de la trompe, au pavillon de laquelle l'ovaire est rattaché par une petite frange, constituant le ligament tubo-ovarien.

Utérus. — L'utérus est un organe creux, destiné à la gestation, situé dans le bassin, entre la vessie en avant, le rectum en arrière, au-dessus du vagin auquel il est attaché intimement, au-dessous de la masse intestinale. Il a la forme d'un cône tronqué, dont la base est tournée en haut ; une dépression annulaire dite l'isthme, placé à sa portion moyenne, le divise en deux parties : le col et le corps.

L'utérus présente deux faces : antérieure et postérieure; deux bords latéraux, un fond, un sommet. Le fond ou bord supérieur, chez la grande majorité des femmes, n'atteint pas le plan du détroit supérieur du bassin, mais il dépasse le plan horizontal, passant immédiatement au-dessus de la symphyse pubienne, ce qui permet de l'explorer par la palpation chez certaines malades.

Il importe d'attirer, dès maintenant, l'attention sur l'état du bassin ; on a, en effet, toujours dit que le bassin ressemblait à un entonnoir, dont le pavillon serait dirigé en haut ; c'est vrai, mais on n'a pas, selon nous, assez insisté sur ce fait, c'est que la portion évasée de l'entonnoir regarde à peu près directement en avant ; de sorte que la ligne pubio-sacrée, reliant un point antérieur de la courbe du détroit supérieur au point postérieur correspondant de cette même courbe, affecte une direction oblique de bas en haut, et d'avant en arrière ; tandis que une ligne horizontale, la femme étant debout, ou une ligne verticale la femme étant couchée, tombe bien au-dessous du promontoire, de l'angle sacro-vertébral, à peu près sur la quatrième vertèbre sacrée. Si de plus, on admet qu'à l'état de congestion les organes augmentent de volume, on comprend qu'il est possible d'atteindre, par la palpation, les parties que l'on veut explorer.

Il est facile de se rendre compte du caractère anatomique que nous venons de rappeler, en examinant un bassin à l'état sec, en étudiant les planches anatomiques que l'on trouve dans les livres classiques, et les coupes verticales du bassin, reproduites dans l'atlas de Legendre.

L'utérus a des parois très-épaisses, surtout sur les faces et les bords latéraux ; il est recouvert extérieurement par une enveloppe séreuse qui n'est autre que le péritoine, qui se réfléchit de la face postérieure de la vessie sur la face antérieure du corps de la matrice, gagne

le fond, recouvre toute la face postérieure, une portion
du col et la partie supérieure de la paroi postérieure du
vagin.

Intérieurement la matrice est tapissée par une muqueuse, dont on anié pendant longtemps l'existence, et qui
est bien variable, de structure et d'aspect, selon l'époque
à laquelle on l'examine, pendant l'époque intermenstruelle, pendant les règles et pendant la grossesse; elle
diffère aussi suivant qu'on l'examine dans le corps ou
dans le col.

Dans le corps, sa plus grande épaisseur est à la partie
centrale ; vers les angles, elle se continue peu à peu avec
la muqueuse des trompes et avec celle du col.

Lisse, sans rides, sans papilles ni villosités, la surface
est recouverte d'épithélium pavimenteux pendant la gestation, vibratile pendant l'état de vacuité. Dans l'épaisseur de la muqueuse, on trouve des glandes en tube,
flexueuses, analogues aux glandes de Lieberkün, adhérentes par leur fond, quelquefois bifide, au tissu sous-
jacent. Ces glandes tapissées par un épithélium nucléaire,
s'ouvrent à la surface de la muqueuse, et la réunion de
ces petits orifices donne à celle-ci un aspect criblé. Sur
les parois de ces follicules on voit de petites branches
artérielles, et, autour de l'orifice, de nombreux vaisseaux
formant une sorte de polygone vasculaire.

La muqueuse du col, très-adhérente aussi, est plus
mince et tapissée d'épithélium à cils vibratiles ; elle possède aussi des glandes en grappe, à plusieurs branches,
se subdivisant elles-mêmes pour se terminer en culs-de-
sac (Sappey) ; elles s'ouvrent entre les plis formés par
l'arbre de vie ; sécrètent un mucus épais et visqueux.
Quelquefois elles sont le siége d'altérations ; par exem-

ple de celles décrites par Huguier sous le nom de polypes folliculaires.

Les éléments essentiels du tissu de l'utérus sont des fibres musculaires lisses ; à la face interne, on a remarqué que ces faisceaux musculaires pénètrent dans l'épaisseur même de la muqueuse, entre les glandes.

Formant plusieurs faisceaux, d'après M. Hélie (Journal de la section de médecine de la Société académique du département de la Loire-Inférieure), la couche interne du tissu musculaire de l'utérus est formée de fibres transversales qui constituent à l'orifice interne du col, un faisceau annulaire, se continuent en haut par deux groupes de faisceaux annulaires aussi, et enfin sont recouvertes, sur le milieu de chacune des parois antérieure et postérieure de la cavité utérine, par un large et épais faisceau de fibres ascendantes, de forme triangulaire, dont la base s'étend de l'un à l'autre orifice tubaire et dont le sommet descend près de l'orifice interne du col.

La couche moyenne se compose de bandes de largeur variable, se croisant dans toutes les directions, formant des séries d'anneaux, et même de canaux contractiles, contenant les veines et leurs sinus.

La couche externe est disposée en faisceaux ansiformes qui embrassent le fond de l'organe, se portent sur les faces antérieure et postérieure, deviennent transverses à mesure qu'ils descendent, et se prolongent dans les ligaments larges, sur les trompes et dans les ligaments ronds et ovariques, entourant les artères et les veines d'anneaux contractiles, sur les bords de l'utérus.

Ovaires. — Les ovaires, renfermés et retenus dans l'aileron postérieur du ligament large ; en arrière des trompes, en avant du rectum, sont reliés à l'utérus par un ligament spécial, ligament de l'ovaire, presque entièrement musculaire ; une grande partie des faisceaux de ce ligament vont concourir (Rouget) à la formation du ligament tubo-ovarien, reliant l'extrémité externe de l'ovaire au pavillon de la trompe.

Si l'on fait une coupe de l'ovaire, on voit qu'il est composé de deux couches distinctes : l'une périphérique, l'autre centrale. La première, périphérique, de couleur blanche, de consistance ferme, composée de fibres musculaires lisses, de tissu conjonctif, de vaisseaux : c'est la portion la plus essentielle de l'ovaire ; elle est la première formée chez le fœtus, et c'est elle qui est chargée de la sécrétion des œufs et des follicules de de Graaf : c'est la couche ovigène.

La partie centrale ou le stroma, rougeâtre, de consistance spongieuse, s'appelle aussi portion médullaire, vasculaire, bulbeuse. Elle est composée de vaisseaux, de nerfs, et de fibres musculaires, mais ne renferme pas d'œufs. Il est important de se rappeler la structure de cette couche, car, ainsi que nous le verrons, cet élément musculaire joue un grand rôle dans le mécanisme de la déhiscence des vésicules de de Graaf.

A l'âge de 18 à 20 ans, lorsque l'ovaire est exempt de toute trace d'altération, le nombre des ovisacs et des ovules s'élève à plus de 300,000 pour chaque glande, à peu près 700,000 pour chaque femme (Sappey).

Tels sont, rapidement rappelés, quelques caractères de l'utérus et de l'ovaire ; nous allons maintenant dire un mot de *leurs moyens d'union et de fixité.*

Ils ont une enveloppe commune, et des ligaments particuliers.

L'*Enveloppe commune* est constituée par le péritoine qui, arrivé dans le bassin, semblerait avoir été refoulé de bas en haut par l'utérus et ses annexes qui s'en sont coiffés. Elle forme ce qu'on appelle les ligaments larges, contenant au milieu l'utérus, mais divisés sur les côtés en trois ailerons qui renferment : le ligament rond, l'ovaire et son ligament, la trompe et le ligament tubo-ovarien.

Les ligaments larges, fait important à connaître, ne sont pas, d'après Rouget, uniquement constitués par la séreuse péritonéale ; on y trouve de nombreuses fibres musculaires, ne formant pas une couche continue, mais une espèce de canevas, à mailles larges, entremélées de réseaux vasculaires et nerveux, le tout recouvert et masqué par des faisceaux de tissu conjonctif et fibreux.

Ligaments. — Les ligaments ronds s'étendent des parties antérieure et latérale de l'utérus dont ils tirent leur origine, vers l'orifice externe du canal inguinal, où ils se terminent ; leur longueur moyenne est de 14 centimètres.

Une branche de l'artère épigastrique et souvent de la crémastérine, occupe la partie centrale et se prolonge jusqu'à l'utérus auquel elle est destinée ; on y trouve aussi des nerfs venant du rameau génital de la branche génito-crurale.

Ligaments postérieurs ou utéro-sacrés. Ils s'étendent de la partie postérieure et inférieure de l'utérus, aux parties latérales et inférieures du sacrum ; ils affectent la forme d'un croissant, dont le bord libre ou concave embrasse le rectum ; ils présentent une face antérieure inclinée en haut, se continuant avec la lame postérieure des ligaments larges et contribuant à former, par cette continuité, une fossette au-dessus de laquelle l'ovaire est suspendu, pendant l'état de vacuité de la vessie, et sur laquelle il repose, pendant l'état de plénitude de cet organe.

Tous ces ligaments se rapprochent beaucoup par leur structure.

Les faisceaux du ligament rond, pubien, s'étalent et s'entrecroisent sur la face antérieure de l'utérus.

Les faisceaux dépendant du ligament de l'ovaire (mesovarium), reliant la partie interne de celui-ci à la face postérieure et supérieure de l'utérus ainsi que ceux dépendant de tout l'aileron moyen, proviennent surtout de la face postérieure de l'utérus; ils ne se terminent pas brusquement à l'extrémité interne de l'ovaire, mais, suivant les vaisseaux, on les voit, en partie pénétrer dans le parenchyme de la glande, en partie traverser son bulbe érectile, et aller au niveau de la trompe s'entrecroiser avec les fibres émanant du ligament tubo-ovarien.

. Quant au ligament lombaire, il est aussi formé par des faisceaux musculaires qui vont se perdre graduellement dans le fascia propria de la région lombaire, en enveloppant les cordons vasculaires des vaisseaux ovariques.

On voit que tous ces ligaments se rapprochent beaucoup par leur structure, et que l'utérus et ses annexes sont compris dans une large membrane musculaire dont les ligaments péritonéaux ne sont que des dépendances. C'est sur ce point que s'est appuyé Rouget, pour sa théorie de la menstruation.

Vaisseaux et nerfs. — L'appareil utéro-ovarien reçoit du sang, de l'aorte abdominale et de l'artère hypogastrique, par les branches utéro-ovariennes et utérines, arrivant à ces organes par l'intermédiaire des ligaments larges, dans l'épaisseur desquels elles se ramifient et s'anastomosent un grand nombre de fois.

L'artère utéro-ovarienne se rend spécialement au corps de l'utérus et à l'ovaire ; elle ne se distribue pas d'une manière égale dans toutes les parties de l'organe : peu de branches au col et à peine flexueuses ; au niveau du corps, dans le voisinage de l'insertion des trompes, elle se divise tout à coup, en 12 à 18 bouquets d'artères enroulées en spirales, très-nombreuses et très-pressées les unes contre les autres. Ces branches passent entre les différents plans de fibres musculaires auxquelles elles se distribuent, et fournissent de nombreux filets à la muqueuse utérine et à ses glandes.

Le long du bord inférieur de l'ovaire, le tronc utéro-ovarien fournit encore une série de 10 à 12 branches qui naissent, toutes à la suite des autres, du bord supérieur de l'artère, et, presque aussitôt après leur origine, se divisent, s'enroulent, s'enchevêtrent exactement comme les pelotons artériels de la racine des corps caverneux, et pénètrent enfin dans le parenchyme de l'ovaire où elles forment de nombreuses spirales ; elles donnent des filets qui vont se ramifier en minces rameaux sur les parois des vésicules de de Graaf.

Le système veineux n'est pas moins riche que le système artériel. Si on examine une coupe de l'utérus, on voit que les orifices béants des vaisseaux sectionnés lui donnent l'aspect d'un crible ; de plus, et Rouget appelle l'attention sur ce fait, les préparations par corrosion démontrent l'existence dans toute l'étendue du corps de l'utérus, et sous l'ovaire, au niveau du hile, de véritables formations érectiles.

Indépendamment des sinus utérins, on trouve des

conduits veineux enroulés, enchevêtrés, formant souvent des spirales régulières, comme les artères, et analogues aux réseaux du gland et du corps spongieux. L'aspect général rappelle celui des corps caverneux.

Les veines utérines, volumineuses dès la puberté, largement anastomosées, adhérentes au tissu propre de l'organe, vont former par leur émergence sur les bords de l'organe, les plexus pampiniformes continus en bas avec le plexus vaginal et supérieurement avec le plexus sous-ovarique. Immédiatement appliqué au bord inférieur de l'ovaire, existe un plexus admirable veineux, formant le corps spongieux de l'ovaire : il est allongé, aplati, et sa longueur égale ou dépasse celle de l'ovaire.

En somme, on voit que dans l'appareil utéro-ovarien, les artères, passant entre de nombreuses fibres musculaires contractiles, forment, comme dans les organes érectiles, des réseaux admirables dont le type peut être ramené à un simple enroulement spiroïde, et, qu'avec ces enroulements en spirales des artères, coïncide la présence de riches plexus veineux.

Nerfs. — Les nerfs proviennent les uns des plexus rénaux et mésentérique inférieur, et les autres des plexus hypogastrique et ovarique (branches antérieures des nerfs sacrés et branches des ganglions lombaires du grand sympathique); ils sont accolés aux artères et se distribuent aux faisceaux des ligaments larges, et aux deux faces de l'utérus.

Les nerfs de l'ovaire, proviennent du plexus ovarique, qui, en passant sous le bord adhérent de l'ovaire, lui abandonne la plupart de ses filets. Ceux-ci pénètrent avec les divisions artérielles dans l'épaisseur de l'organe.

Lymphatiques. — Sont très-nombreux, et se rendent dans les ganglions pelviens et lombaires.

II. — Physiologie.

Il résulte donc des recherches anatomiques de Rouget, résumées dans notre travail, que l'utérus, grâce à sa structure, possède les caractères des corps érectiles. Il est un peu l'analogue du pénis chez l'homme, et, à l'érection du corps spongieux de la matrice, se rattache directement l'hémorrhagie menstruelle. C'est la muqueuse utérine qui fournit l'écoulement sanguin.

A l'époque menstruelle, l'appareil musculaire, dans la dépendance duquel se trouvent les corps caverneux de l'utérus et de l'ovaire, est dans un état de contraction spasmodique, et, c'est à cette époque que l'on voit se faire l'adaptation de la trompe à l'ovaire.

Les sinus veineux traversant les mailles de faisceaux musculaires entrecroisés, au niveau du hile de l'ovaire, subissent une compression partielle dont le résultat immédiat est la distension, l'érection du bulbe de l'ovaire. Or, les modifications de la circulation ovarique ont un retentissement forcé sur la circulation de l'utérus. Les plexus utérins ne peuvent plus se déverser librement dans les plexus pampiniformes, et cet obstacle, à la sortie du sang par les canaux de ce plexus, amène du côté de l'utérus, un état analogue à ce qui se passe du côté de l'ovaire ; l'érection ovarienne amène donc l'érection utérine.

Les faisceaux des ligaments larges, qui embrassent toutes les veines du plexus utérin, sont aussi contractés spasmodiquement, comme les faisceaux ovario-tubaires ; la tension augmente dans les formations érectites, se communique de proche en proche aux vaisseaux de la muqueuse utérine, aux capillaires, qui rampent à la surface, sous la couche épithéliale ; une desquamation se fait, la paroi des capillaires cède, et l'hémorrhagie utérine a lieu.

Pendant la turgescence utérine, on remarque que l'effet se prolonge jusqu'aux organes génitaux externes ; il n'est pas rare, en effet, de constater alors du gonflement à l'entrée de la vulve, et une coloration d'un rouge, plus foncé que d'habitude, quelquefois même vineux.

En même temps que tous ces phénomènes se passent du côté de l'utérus, voyons les modifications qu'on remarque du côté de la vésicule de de Graaf : elle se gonfle, se remplit d'un liquide augmentant de plus en plus ; puis, le follicule le plus avancé en maturité, s'élève au-dessus des autres, proémine à la surface de l'ovaire, se rompt, et l'ovule tombe dans la trompe. Cette chute de l'ovule est encore facilitée par une action mécanique, pour ainsi dire ; en effet, les vésicules étant, en grande partie, enlacées par les ramifications musculaires entre-croisées, cet appareil une fois mis en jeu, elles doivent être comprimées de toutes parts et se débarrasser facilement de leur contenu ; c'est en quelque sorte le fait d'une cerise qu'il suffit de presser de toutes parts concentriquement pour expulser le noyau (Raciborski).

C'est la présence de l'ovule, arrivé à un certain degré de développement, qui amène toute la série des phénomènes qui se passent du côté de l'utérus. C'est une action réflexe partant du stroma de l'ovaire, et propagée à tout l'appareil musculaire des organes génitaux internes, d'où : compression des veines, distension des corps spongieux et menstruation.

La menstruation arrive à époques déterminées, à peu près fixes, mais elle peut aussi être avancée, par certaines excitations ; il peut se passer chez la femme ce qui se passe chez l'animal ; le rut, en effet, chez lui, arrive à des époques à peu près fixes, mais, l'expérience le prouve, on peut avancer et multiplier ces époques par la présence du mâle. C'est bien là un fait d'action réflexe qui amène une maturation plus rapide de l'ovule ; de même chez la femme certaines excitations peuvent hâter l'écoulement sanguin, en provoquant d'abord l'érection de l'appareil utéro-ovarien.

Qu'on nous permette de donner ici un extrait du mémoire de Rouget, démontrant ce phénomène d'érection :

« Chez la femme, dans l'état normal et en dehors de là gestation, l'utérus et les ovaires sont, après la mort, affaissés dans la cavité pelvienne, et, lors même qu'on les débarrasse de la masse intestinale qui pesait sur eux, si la vessie ou le rectum, distendus, ne lui prêtent un appui, l'utérus obéit à tous les mouvements qu'on lui imprime et, lorsqu'on cesse de le soutenir, retombe et s'infléchit.

« Dans ces conditions, si, après avoir placé le bassin dans un bain chaud, on pousse par les veines ovariques une injection qui remplisse complètement le corps spongieux de l'ovaire et de l'utérus, on verra, de la manière la plus évidente, qu'au moment où l'injection le distend, le corps de l'utérus, se redressant dans l'axe du col et s'élevant en quelque sorte dans la cavité pelvienne, exécute un mouvement tout à fait analogue à celui de la portion pendante de la verge se redressant dans l'axe de la portion fixée au pubis et s'élevant vers l'abdomen. L'utérus, comme la verge, persiste dans cette position à l'état fixe, tant que l'injection gonfle les corps érectiles. Ce changement de position s'accompagne aussi d'un changement de volume et de forme très-notable ; l'utérus devient plus convexe en avant et en arrière surtout; ses bords, précédemment amincis, s'arrondissent et se développent de telle façon que l'organe, après l'injection, présente un volume de moitié au moins plus considérable qu'à l'état de vacuité; en même temps, les parois de la cavité utérine s'écartent, comme Günther, Kobelt l'ont montré pour les parois de l'urèthre.

« Du côté de l'ovaire, des phénomènes analogues, quoique moins prononcés, sont cependant incontestables : tandis que la trompe ne subit aucun changement de forme ni de volume , et n'exécute par elle-même aucun mouvement, on voit l'ovaire soulevé par la tension des plexus veineux, pendant que le corps spongieux qui le supporte, comme une espèce de réceptacle, se gonfle et semble naître de toutes pièces comme les bulbes du vestibule au moment de l'érection. » Telle est l'expérience faite par Rouget pour démontrer les phénomènes qui se passent dans l'appareil génital à l'époque des règles.

L'ovaire est indispensable pour la menstruation et pour le développement de l'utérus. — La menstruation ne s'établit, en effet, jamais chez les sujets privés congénitalement d'ovaires, et cette fonction cesse après la destruction accidentelle de ces organes : de plus, chez ces sujets, l'utérus, n'étant pas soumis à l'influence sympathique des organes de la reproduction, ne prend pas, à la puberté, le développement qu'il acquiert dans les circonstances ordinaires, et c'est pour cette raison qu'on le trouve alors plus petit et comme atrophié (Chéreau), et souvent on a constaté une atrophie des ovaires chez les phthisiques dont la menstruation a cessé.

Les quelques observations suivantes démontrent aussi l'importance capitale des ovaires.—Perceval Pott (*Œuvres chirurgicales*) cite le fait d'une femme portant, dans chaque aine, une tumeur formée par une hernie des ovaires ; on l'opère, et après l'extirpation, on constate la cessation complète de la menstruation ; les seins diminuent, la femme maigrit et prend un aspect viril. Renauldin rapporte l'observation d'une femme qui n'avait jamais été menstruée et chez laquelle, à l'autopsie, on ne trouva que quelques traces informes d'ovaires. Pauly (*Maladies de l'utérus*, d'après les leçons de Lisfranc) donne l'observation d'une jeune fille qui, menstruée difficilement la première fois, fut, à la suite d'une contrariété, atteinte d'inflammation aiguë de l'utérus et vit ses règles se supprimer totalement. Après sa mort, arrivée onze ans plus tard, on trouva les ovaires complètement atrophiés.

Chez une autre femme, citée par Chéreau, et qui n'avait jamais été réglée et n'avait jamais présenté les phénomènes précurseurs de cette fonction, l'on a constaté l'absence complète des trompes et des ovaires ; l'utérus était très-petit.

Enfin, le Dr Roberts (*Journal de l'expérience*, 1843) raconte qu'il a eu l'occasion de rencontrer, à Bombay, des femmes auxquelles on avait extirpé les ovaires, pour se servir d'elles commes d'eunuques ; ces malheureuses, appelées *hedjeras*, n'avaient pas de mamelles, avaient les hanches grêles, les fesses aplaties et le pubis glabre. Les organes génitaux externes étaient atrophiés ; elles n'avaient jamais été réglées et présentaient quelque chose de viril dans l'attitude comme dans la voix. Comme preuve de l'importance de l'ovaire, qu'on nous permette de citer encore un fait : un chirurgien très-connu avait extirpé l'utérus, mais avait laissé les ovaires ; la femme guérit de l'opération, mais mourut par suite d'hémorrhagie interne, quand revint l'époque menstruelle. Depuis cet accident, le chirurgien ne manque pas d'extirper les ovaires, quand il enlève l'utérus, et il n'a pas vu le même accident se reproduire (1).

Nous appuyant sur ce que nous venons de dire et sur les travaux que nous avons rappelés, nous regardons comme démontré maintenant, que la menstruation est un acte réflexe type ; le point de départ est dans l'ovaire, que les anciens avaient appelé *pars mandans* ; le phénomène de l'ovulation amène une érection utéro-ovarique extrême ; l'utérus, *pars recipiens* des anciens, subit les conséquences de cet acte, il y a congestion de la muqueuse utérine allant jusqu'à la rupture, puis apparition du sang au dehors : Hémorrhagie utérine menstruelle.

La durée de cet état est proportionnelle à la durée du stimulus, de l'ovulation, et, c'est seulement lorsqu'arrive la détente musculaire, au moment où cède l'irritation ovarique, que le cours du sang redevient libre dans les sinus, et que, la distension des corps érectiles diminuant peu à peu, l'hémorrhagie de la muqueuse utérine s'arrête.

CHAPITRE III.

I. — Pathologie.

Cette rapide étude anatomique et physiologique nous a semblé très-importante, car c'est sur l'existence cons-

(1) Communication orale.

tante de tous ces faits, absolument démontrés aujour-
d'hui, que nous comptons baser l'explication de quelques
hémorrhagies utérines, et de certains symptômes utérins
qui, d'après nous, sont sous la dépendance de l'ovaire.

En effet, qu'est-ce qu'une hémorrhagie? d'après Robin
et Littré, « l'hémorrhagie s. f. (hæmorrhagia, αἱμορραγία,
de αἷμα, sang, et ῥήγνυμι, je romps) est une effusion d'une
quantité notable de sang. L'anatomie et la physiologie
générales ont montré que toute hémorrhagie est la suite
nécessaire de la rupture d'un vaisseau sanguin... » C'est
donc, d'après cette définition, un fait anormal, pathologique ne devant pas exister. Or, il n'est, dans toute l'éco-
nomie, qu'un organe qui soit le siége d'hémorrhagie,
revenant périodiquement, à époques à peu près fixes,
d'une façon chronique. Cet organe, c'est l'utérus ; c'est
lui aussi qui est le siége de l'hémorrhagie dont nous
nous occupons.

Nous connaissons l'hémorrhagie menstruelle, c'est un
acte réflexe : ovulation, excitations, émotions morales ;
dans certains cas, en effet, il est patent qu'une émotion
vive arrête ou augmente les règles, quelquefois même
les empêche d'apparaître ; témoins les faits cités par
Raciborski à l'article Aménorrhée.

Eh bien ! le mécanisme ne pourrait-il pas être analogue dans l'hémorrhagie pathologique?

Ce sont deux états, le pathologique et le physiologique,
qui se touchent de bien près, en effet.

Citons, à ce propos, une phrase extraite du Mémoire de
Chéreau (Mémoire sur les ovaires).

« Un fait qui frappe tout d'abord, dans l'étude physiologique des organes reproducteurs (ovaires) et gestateurs
matrice) de la femme, c'est la difficulté avec laquelle

s'exécutent les fonctions, et le travail presque pathologique qui préside à ces dernières, c'est à tel point, que l'on
a mis en question de savoir si les phénomènes, dont les
organes génitaux sont le siége à certaines époques de
la vie, devaient être considérés comme un travail anormal
ou maladif, plutôt que comme une action purement fonc-
tionnelle ou physiologique. »

De plus, à l'époque menstruelle, quand il y a ménorrhagie, n'est-ce pas seulement une différence, de plus ou
moins, qui constitue l'hémorrhagie?

Cherchons donc si les notions physiologiques ne peuvent pas nous éclairer, sur la pathogénie, et si la métrorrhagie n'est pas aussi un acte réflexe.

Étudions une métrorrhagie : il y a congestion intense
des vaisseaux utérins : c'est forcé, car, à moins de désor-
ganisation de la muqueuse et du tissu utérin avec altéra-
ration morbide des vaisseaux, il faut que les vaisseaux
sous-muqueux deviennent turgides, gonflés, avant de se
rompre sous l'influence mécanique du sang faisant effort
sur la paroi ; il y a aussi congestion du plexus utéro-
ovarique. Le système vasculaire de cette région est en
effet, comme nous l'avons montré plus haut, comme
l'ont si bien fait voir les travaux de Rouget, partout con-
tinu ; les veines communiquent largement entre elles, et,
si le sang ne circule pas dans les vaisseaux utérins, s'il y a
congestion de la matrice, il y a, en même temps et logi-
quement, congestion des plexus utéro-ovariens, il y a turgescence de l'ovaire.

Cette turgescence, ce gonflement de l'ovaire, peut être
facilement démontré dans bien des cas, par l'exploration
de l'ovaire, par le palper seul ou par le palper combiné
avec le toucher. On provoque de la douleur, douleur

quelquefois assez vive, et qui a été indiquée depuis longtemps par différents auteurs. Les quelques exemples
suivants démontreront, nous l'espérons du moins, qu'on
peut palper les ovaires, et que ceux-ci sont sensibles.

« Chez beaucoup de femmes, dit Imbert (*Traité des maladies des femmes*, 1839), à l'époque des règles, on remarque une tension du bas-ventre, une douleur vive près
des aines ; en touchant, avec soin, on sent ordinairement
de chaque côté une petite tumeur, de la grosseur d'une
noix, située profondément dans le bassin : ce sont les
ovaires engorgés. » Ce fait, est selon nous exagéré, et on
peut trouver que Imbert touche, trop facilement, les
ovaires, dont il définit la forme. Mais, voyons Chéreau.
Après avoir dit qu'il est quelquefois difficile de distin-
guer l'état normal de l'état pathologique, il ajoute :
mais, heureusement pour l'observation que l'un des caractères communs, à presque toutes les maladies qui
sévissent sur les organes reproducteurs de la femme,
c'est d'augmenter le volume des ovaires, de leur faire
occuper un espace plus considérable qu'avant, et de les
rendre ainsi accessibles à nos moyens d'investigation ;
tandis que d'un autre côté, dans leurs affections aiguës,
ils acquièrent de la sensibilité morbide, de sorte que le
toucher exercé sur eux, ou vers les parties circonvoi-
sines, occasionne de la douleur et augmente les chances
favorables à un diagnostic certain. »

La sensibilité des ovaires a été admise et démontrée
par plusieurs auteurs : l'observation de Perceval Pott,
dont nous avons parlé, en est un exemple : une femme
portait à chaque aine, une tumeur, qui bien que non en-
flammée, était cependant bien douloureuse, on enlève la

tumeur, et l'on constate que l'on a affaire à des ovaires herniés.

Joulin, cite d'après le Dr Oldham, le fait d'une femme, portant une double hernie des ovaires dans les anneaux inguinaux, et chez laquelle, à chaque époque menstruelle, on voyait un des ovaires augmenter sensiblement de volume et devenir douloureux. Cela durait aussi longtemps que les règles, puis tout revenait à l'état habituel.

Pour Churchill, les hernies ovariques augmentent quelquefois de volume et deviennent douloureuses, au toucher, pendant la menstruation, à cause de la congestion qui a lieu dans l'ovaire.

Courty, dans l'article Ovarite aiguë, dit : « La pression de haut en bas, sur le point douloureux du ventre, augmente tellement la douleur, qu'elle arrache des cris aux malades.

« Quelquefois, par la palpation abdominale on peut sentir l'ovaire, je l'ai reconnu dernièrement très-bien, il était élevé, la malade le sentait elle-même ; il y avait coexistence de métrite. On le perçoit d'autant mieux, qu'il peut être retenu, au niveau de la fosse iliaque, par des adhérences. »

Dans la même maladie, Aran dit que la sensibilité de l'ovaire est exagérée, et se réveille par la pression, de manière à provoquer souvent une douleur très-vive.

Nous avons cité ces exemples, parce que nous pensons qu'ils démontrent que : les ovaires sont sensibles, que par la congestion, ils augmentent de volume, et que, la congestion étant très-vive, la sensibilité est exagérée.

Il est admis que l'ovaire, *pars mandans*, donne l'impulsion à l'utérus, *pars recipiens* ; mais l'utérús à son tour, peut être cause de l'excitation de l'ovaire.

Pour bien nous faire comprendre, qu'on nous permette une comparaison vulgaire, il est vrai, mais juste au fond.

Dans le service télégraphique, il y a un bureau central : de ce bureau partent des dépêches, écrites dans ce bureau même : à ce bureau, arrivent d'autres dépêches, écrites dans des bureaux de deuxième ordre, mais venant subir là, une sorte de contrôle, avant d'être envoyées à destination par le bureau principal, auquel aboutissent tous les fils, duquel ils partent aussi tous.

Eh bien, l'ovaire est l'analogue de ce bureau ; par lui-même, il peut donner naissance à l'hémorrhagie ou à la fluxion utérine ; mais, d'un autre côté, il peut aussi être influencé avant d'agir. Le point de départ peut être différent; ce sera tantôt l'utérús, tantôt le clitoris et les organes génitaux externes, tantôt enfin une émotion morale; mais, dans tous les cas, la finale sera la même, c'est l'ovaire qui donnera l'ordre, c'est par son irritation qu'arriveront la congestion de la muqueuse utérine, le gonflement de ses vaisseaux, la rupture de leurs parois : l'hémorrhagie en un mot.

Le point de départ irritatif peut donc être variable : l'excitation partira d'un point quelconque des organes génitaux ou même d'un point plus éloigné. Excitation ovarienne, utérine, vaso-motrice, nerveuse.

Nous laisserons de côté les hémorrhagies par congestion passive, dont nous dirons un mot, en nous occupant du traitement.

Influence de l'utérus et des organes génitaux externes. Mé-

canisme. — Cette influence, niée par Négrier, est maintenant hors de doute, et admise par beaucoup d'auteurs.

Chez les filles livrées à la prostitution, longtemps avant l'époque ordinaire des règles, de la puberté, on voit que le coït répété, que l'habitude en quelque sorte native de la masturbation, déterminent vers les organes génitaux, un afflux sanguin prématuré, une surexcitation qui hâte, qui devance pour l'établissement de la menstruation, le temps fixé par la nature. (S.-A. Rossignol, Aperçu médical sur la maison de Saint-Lazare. Th. 1856.)

M. Peter, dans ses leçons de clinique médicale de la Charité, 1871, dit : « Pendant les rapprochements sexuels il y a turgescence, qui s'étend du clitoris et du vagin à l'utérus et à l'ovaire; en sorte que tout le système génital est hyperémié, comme on a pu le constater chez des femmes mortes, en flagrant délit d'adultère. ».

C'est une confirmation des observations de Parent-Duchatelet, qui a remarqué la fréquence de la ménorrhagie chez les filles publiques : la congestion fréquente, ne pouvant quelquefois pas s'éteindre, avant qu'une nouvelle excitation se produise, amène d'abord des varices des veines utérines, puis rupture, et par conséquent au moment des règles, un écoulement plus abondant.

Dans le livre de M. Boinet, nous trouvons que, non-seulement les ovaires sont sujets à l'inflammation par eux-mêmes, mais qu'ils le sont encore par leur relation intime avec des organes qui y sont exposés fréquemment : c'est ainsi qu'une inflammation de l'utérus, et de son col, quelles qu'en soient les causes; que celle du tissu cellulaire qui entre dans la composition du ligament large correspondant ; que celle du vagin et des parties génitales externes etc., etc., déterminent l'inflammation des ovaires..... Cette inflammation peut être causée par les traumatismes, les rapports conjugaux trop fréquents ou exercés sans ménagements.

De même, à la suite de cautérisation, d'opérations chirurgicales sur le col utérin, n'est-il pas fréquent de voir survenir, quelque temps après l'opération, soit des hémorrhagies utérines, soit des accidents plus graves du côté de l'ovaire?

(Voir à ce sujet, les trois observations que nous relatons plus loin.)

Par quel mécanisme se fait ce retentissement sur l'ovaire ?

Melier (Mém. de l'Acad. de médecine, 1832) l'attribue à la continuité des tissus. « Le col affecté primitivement, souffre, d'abord seul, mais plus tard et par une sympathie qu'explique aisément la continuité des tissus, l'ovaire partage la souffrance et se gonfle. C'est ainsi, et sous cette influence que doivent naître et se développer la plupart des ovarites. »

Le col de l'utérus ou la muqueuse sont-ils le siége d'une maladie quelconque, il peut y avoir irritation du tissu utérin ; cette irritation se transmet aux ligaments larges, et, ceux-ci, formés de fibres musculaires, entre lesquelles passent les veines, se contractent, et empêchent le retour du sang ; il y a consécutivement une turgescence des organes. Ce fait est forcé, en effet, et on le comprendra si on veut bien se rappeler, la texture et le mode d'arrangement des vaisseaux de la région.

L'excitation se transmet ainsi aux fibres musculaires de l'ovaire, et tout le système entre en érection. En un mot, le point lésé, de la muqueuse ou de l'utérus, se congestionne un peu, mais envoie une excitation à l'ovaire qui réagit à son tour et amène, dans les vaisseaux de la muqueuse, une turgescence assez forte pour que la paroi ne puisse pas résister et que l'hémorrhagie se produise.

C'est ce qu'on remarque fréquemment dans les cas de polypes ou de tumeurs fibreuses de l'utérus : pendant l'intervalle des règles, il survient quelquefois des pertes, mais souvent aussi, ce n'est qu'au moment des règles, que l'on voit se montrer des phénomènes morbides. Nous connaissons une dame qui porte une tumeur fibreuse de l'utérus ; à chaque époque menstruelle, elle est prise de douleurs vives dans la région ovarique, et les règles sont beaucoup plus abondantes qu'autrefois. — Dans ce dernier cas, ne peut-on pas admettre que, cette tumeur est une sorte d'épine implantée dans l'utérus ; pendant l'époque intermenstruelle, il n'y a aucun phénomène, mais lorsque la menstruation doit se faire, il se produit, dans le tissu de l'organe, déjà prédisposé, un travail irritatif autour de la tumeur, dont la présence est ainsi encore une cause d'irritation, se transmettant aux fibres musculaires des ligaments larges, et par celles-ci au tissu ovarien ; il y a un spasme dans l'ovaire, et l'érection se fait plus violemment que d'habitude ; il n'y a plus seulement les symptômes auxquels on est habitué, il y a, si je puis m'exprimer ainsi, une véritable furie de symptômes. Il est probable que, lorsque cette dame ne sera plus réglée, la tumeur cessant d'exciter un organe qui sera devenu passif, on ne verra plus survenir, au moment des règles, des douleurs vives, tenant d'après nous, à une congestion exagérée de l'ovaire ; il n'y aura plus de métrorrhagie.

Dans la métrite, il se passe un phénomène analogue. La métrite simple, parenchymateuse aiguë, est consécutive à une menstruation qui se fait mal : en effet, si l'état physiologique (congestion accompagnant l'éruption cataméniale) s'exagère, il deviendra un état morbide et constituera la maladie désignée sous le nom de fluxion et de congestion active de l'utérus ; si l'écoulement menstruel ne se fait pas, la congestion qui devait se dissiper, persiste et alors on a le premier degré de l'inflammation de l'utérus. Dans ce cas, d'après le mécanisme indiqué plus haut, on peut voir survenir des métrorrhagies.

M. Hérard a rapporté des exemples de métrorrhagies qui ne reconnaissaient pas d'autres causes que la métrite elle-même. (Gallard.)

Dans la métrite interne ou muqueuse aiguë, on peut encore voir le même travail se faire ; mais ici, deux cas peuvent se présenter, deux cas qui peuvent être considérés souvent comme les deux phases d'une même maladie.

L'inflammation amène une sorte d'érection en irritant tout le système vasculaire ; dans notre résumé anatomique, nous avons parlé de ces glandes nombreuses de la muqueuse, qui sont entourées d'un riche lacis vasculaire ; eh bien, ne peut on pas admettre ici ce qui se passe dans d'autres régions, c'est-à-dire que l'écoulement blanc que l'on remarque est sous l'influence d'une circulation trop riche ? 1er degré. Mais, que la congestion soit plus vive, et il y aura hémorrhagie, par suite de la rupture des vaisseaux de la muqueuse : 2e degré.

Ce qui pourrait faire admettre ce mécanisme, c'est que la métrite interne est une maladie de la période d'activité sexuelle de la femme que, d'après Bennett, hors les cas où elle est due à un traumatisme, elle ne survient jamais à un autre moment que celui des règles ; que de plus, les douleurs de la métrite ne sont pas continues, présentent des exacerbations qui coïncident le plus habituellement avec l'apparition des règles, et souvent ne se montrent que pendant la période menstruelle ; c'est-à-dire, au moment où il existe une congestion de l'ovaire, une érection de tout le système utéro-ovarien.

Les polypes fibreux, les végétations utérines, amènent aussi des hémorrhagies, mais c'est toujours par le même mécanisme, par excitation, par une sorte de titillation. L'hémorrhagie, en effet, ne vient pas de la surface de ces productions, elle vient de la muqueuse même de l'utérus, et, si on les enlève, l'utérus et consécutivement l'ovaire n'étant plus irrités, il n'y a plus de métrorrhagies.

Dans le cancer de l'utérus, les douleurs ressenties par les malades sont causées souvent par une hyperémie temporaire de l'utérus et de ses annexes ; ce qui s'explique par ce fait, qu'elles sont toujours plus violentes à l'époque de la menstruation ou lorsqu'une constipation opiniâtre occasionne des troubles circulatoires dans les vaisseaux du bassin. De plus, le cancer marche lentement chez les femmes non réglées, mais, si la madie se développe chez des jeunes femmes, encore réglées, les congestions périodiques de l'utérus, à l'époque menstruelle, augmentent le flux sanguin, et donnent lieu à des pertes qui amènent rapidement des troubles profonds dans tout l'organisme (Scanzoni.)

Influence des vaso-moteurs. Une émotion morale vive, certains excitants particuliers, tels que le froid ou le chaud, agissent sur les vaso-moteurs, et non plus sur la contractilité des fibres musculaires à travers lesquelles passent les vaisseaux, les plexus. — Selon l'intensité de l'excitation, le phénomène varie : C'est une contraction ou une dilatation des vaisseaux.

On voit des femmes chez lesquelles un refroidissement passager, pieds ou mains trempés dans l'eau froide, la frayeur, arrêtent brusquement l'écoulement des règles, et même empêchent la menstruation d'avoir lieu. — Telles sont les observations, citées par Raciborski, de femmes non réglées parce qu'elles étaient sous le coup d'une crainte vive d'être enceintes ; la peur opère alors, sympathiquement, dans les ovaires, une espèce de syncope en paralysant, pour quelque temps, les appareils érectiles qui se préparaient à entrer en mouvement pour les besoins de l'orgasme menstruel.

La peur, la surprise peuvent aussi amener subitement la métrorrhagie, et nous ne pouvons mieux faire que de rapporter un cas cité par le Dr Leblond : « J'ai observé, dit-il, le cas d'une femme qui était prise d'hémorrhagie quand un coup de sonnette un peu violent était donné à sa porte, alors qu'elle redoutait la visite de certaines personnes ; une mauvaise nouvelle, annoncée un peu brusquement, lui produisait le même effet. Elle ressentait vers la région hypogastrique une douleur assez vive ; il lui semblait recevoir dans cette région un coup assez violent. Il faut attribuer cette douleur à la congestion subite qui se faisait du côté de l'utérus et qui était suffisante pour amener l'hémorrhagie. »

Influence des névralgies. — Enfin il est un dernier point irritatif, une cause incontestable d'hémorrhagie : c'est la névralgie lombo-abdominale. M. le Dr Marrotte, a fait de nombreuses recherches sur ce sujet, et a publié sur la névralgie lombo-utérine un important mémoire, dans les Archives de médecine. Qu'on nous permette de donner ici quelques extraits de ce remarquable travail :

« La névralgie lombo-utérine est, je crois, une de celles qui s'accompagnent le plus souvent d'épiphénomènes de nature à dérouter le médecin, de nature aussi à entraîner des conséquences sérieuses ; et cela se conçoit, pour peu qu'on réfléchisse à la structure et aux fonctions de la matrice. Une membrane muqueuse dont les sécrétions peuvent être augmentées et modifiées, un tissu fibro-musculaire susceptible de contractions maladives, des nerfs fournis à fois par la vie animale et par la vie organique, de nature par conséquent à déterminer des phénomènes de consensus dans les organes voisins, entrent dans la composition de cet organe. L'utérus est encore le siége d'une exhalation sanguine périodique ; il est enfin chargé de recevoir, de nourrir, puis d'expulser le produit de la conception.

. . . .

» De tous les épiphénomènes produits par la névralgie lombo-utérine, dans l'état de vacuité, le plus curieux et le plus important à étudier est la métrorrhagie.

Il y a des cas où la perte de sang est peu considérable et constituée, soit par un peu de sang pur, soit par de la sérosité sanguinolente. Ce sont les moins nombreux, mais en même temps, ceux où il est le plus difficile de rattacher l'écoulement sanguin à sa véritable origine, parce qu'il se lie habituellement alors à des douleurs sourdes et sans élancements marqués. Il y a deux ans, j'ai conservé plusieurs semaines, dans mon service, une

jeûne fille de 18 ans qui m'a présenté un fait de ce genre.
Il n'existait chez elle ni métrite, ni état général diathé-
sique qui m'expliquât l'existence et la ténacité du *stillicidium* sanguin, pour lequel elle était entrée à l'hôpital ;
les douleurs spontanées ou provoquées par la pression
étaient sourdes, même sur le col de l'utérus. Ce n'est
qu'après avoir essayé infructueusement plusieurs médi-
cations, qu'un examen plus attentif, la détermination
précise des points d'émergence et l'irrégularité de l'écoulement sanguin, me conduisirent à rattacher tous les
symptômes à une névralgie, que je guéris avec des onc-
tions avec la pommade belladonisée et l'usage intérieur
des pilules de Méglin.

» Les pertes de sang, assez abondantes pour constituer
de véritables hémorrhagies, sont plus fréquentes ou du
moins plus remarquées. La quantité de sang perdue est
tantôt modérée et sans conséquence sur la santé ; tantôt,
au contraire, elle constitue une véritable complication et
devient une source d'affaiblissement par sa quantité et
par sa durée.

» Qu'elles soient abondantes, qu'elles soient modérées
ou qu'elles consistent dans un simple *stillicidium* sanguin, les métrorrhagies épiphénoméniques ont des caractères spéciaux sur lesquels il est bon de fixer l'attention.
Leur cours est toujours irrégulier, elles augmentent, diminuent ou cessent d'un jour à l'autre, et souvent dans
la même journée, en dehors de toute raison apparente,
tant qu'on n'a pas saisi leurs relations avec les douleurs. En effet, à de rares exceptions près, ce sont les
douleurs qui règlent le cours de l'écoulement sanguin.
On comprend ainsi comment les hémorrhagies épiphénoméniques des névralgies se font par saccades

d'une durée variable, pendant lesquelles le sang est expulsé en abondance avec une couleur rutilante, et qui correspondent, en général, aux périodes d'élancements douloureux. Cette coloration est manifeste lorsque les névralgies sont soumises à des retours ou à des exacerbations périodiques.

» L'hémorrhagie se suspend complètement lorsque les accès névralgiques sont séparés par des intervalles d'analgésie complète; s'ils sont simplement rémittents, il y a simple rémission dans le flux sanguin.

» L'irrégularité, la *mobilité* d'un écoulement sanguin, devront donc toujours faire soupçonner son origine nerveuse.

Il existe ordinairement un rapport *proportionnel* entre les divers modes de l'écoulement sanguin et ceux de la douleur névralgique sous toutes ses formes.

» Les névralgies les plus douloureuses s'accompagnent, *toutes choses égales d'ailleurs*, d'une perte plus abondante. Si les accès d'élancements tranchent sur le fond douloureux permanent, c'est à leur apparition que correspondent les saccades hémorrhagiques dont j'ai parlé plus haut. Le sang continue à couler ou s'arrête complètement dans leur intervalle, selon que la douleur persiste ou se suspend.

» Dans des cas moins nombreux, il y a disproportion entre la douleur et l'hémorrhagie; des névralgies très-douloureuses peuvent ne donner lieu qu'à un écoulement peu abondant; d'autres fois, au contraire, la perte est plus ou moins considérable et les douleurs plus vives, ou du moins pas assez vives pour détourner de l'hémorrhagie l'attention exclusive du malade et du médecin.

. . . .

» L'époque menstruelle rappelle en général les douleurs lorsqu'elles sont récemment apaisées et les exaspère lorsqu'elles existent.

» Il y a cependant des exceptions, lorsque l'écoulement sanguin est abondant : l'exacerbation n'a pas lieu, la douleur diminue, disparaît même pour un temps, tout le temps que dure l'évacuation sanguine , qui semble ainsi juger la douleur.

» En même temps qu'elles s'exaspèrent, les douleurs prennent souvent un caractère ténesmoïde, qui suppose une contraction spasmodique du tissu fibro-musculaire de l'utérus, et devient ainsi l'origine de certaines dysménorrhées.

. . . . , ...

» Lorsque les névralgies s'accompagnent d'une hémorrhagie épiphénoménique, l'époque menstruelle est en général marquée par une augmentation du flux sanguin, qui persiste autant ou un peu plus que les règles ordinaires.

» L'influence des névralgies lombo-utérines sur la métrorrhagie est si puissante, je dirai même si nécessaire qu'il existe, selon moi, peu de menstruations exagérées, indépendantes d'une lésion organique grave, cela va sans dire, qui ne soient provoquées ou entretenues par leur présence, dans lesquelles on ne retrouve, en un mot, une névralgie comme élément morbide, tantôt primitif, tantôt secondaire. »

Dans un autre mémoire, M. Marrotte, se demandant si la névralgie lombo-utérine ne peut pas être quelquefois l'origine de l'hématocèle péri-utérine dit: « Pourquoi cette congestion et cette hémorrhagie seraient-elles limitées à l'utérus ? pourquoi le sang ne s'écoulerait-il jamais que par l'utérus et ne pourrait-il pas en même temps s'échapper des ovaires et des trompes? Ce que la physiologie nous apprend des fonctions de l'appareil génital contredit l'existence de ces congestions partielles, et les faits que je rapporte me semblent démontrer que dans certaines circonstances, le sang s'épanche dans le péritoine, comme il sort par le vagin. »

Ayant la bonne fortune de connaître particulièrement M. le Dr Marrotte, nous sommes allé le voir au moment de faire notre travail, et, avec sa bienveillance habituelle, il nous a communiqué ses opinions et sa manière de voir sur cette question. Qu'il nous permette de le remercier ici publiquement de ses bontés.

Les faits incontestables, cités par M. Marrotte, mettent hors de doute la fréquence des névralgies, causes primitives des hémorrhagies, mais nous croyons que si les névralgies sont souvent primitives, elles peuvent aussi être secondaires et consécutives à une inflammation ou congestion de l'ovaire (Rigal, thèse d'agrégation).

Nous avons parlé à M. Marrotte de la douleur que nous pouvions provoquer en comprimant le point dit ovarique (que nous indiquerons plus loin); pour M. Marrotte, cette douleur serait purement de la névralgie; ne pourrait-on pas admettre que, dans bien des cas, la douleur provoquée tient à une congestion intense de l'ovaire? Rapprochant les métrorrhagies congestives de l'hémorrhagie menstruelle, nous nous fondons, pour soutenir cette opinion, sur les symptômes qu'accusent spontanément les femmes au moment des règles, et aussi pendant les menstruations frustes, si on peut s'exprimer ainsi, alors que la fluxion utérine, la congestion ovarique existent, du moins on l'admet, mais n'acquièrent pas un degré suffisant pour produire l'hémorrhagie.

Nous ne parlerons pas de l'aménorrhée par suite d'absence de l'utérus, quoique dans ces cas, si les femmes possèdent des ovaires, elles puissent présenter le molimen menstruel.

De même pour la dysménorrhée, on admet que, dans certains cas, la douleur, quelquefois très-vive, est sous la dépendance d'une névralgie lombo-sacrée, mais on peut admettre aussi, dans bien des cas, que c'est à une congestion intense de l'ovaire qu'il faut rapporter les phénomènes morbides, les douleurs accusées par les malades.

Nous laisserons de côté les métrorrhagies congestives passives, les hémorrhagies qui surviennent dans le cours des maladies du cœur et du poumon par le seul fait de l'obstacle à la déplétion des veines utérines ; de même les épistaxis utérines simulant les règles au début des pyrexies et des phlegmasies (Gübler).

Quant aux hémorrhagies qui surviennent fréquemment vers la ménopause, et qui, d'après le docteur West, seraient dues à une disposition générale, à la pléthore des vaisseaux de l'abdomen, un foie paresseux, des intestins constipés, etc., nous croyons qu'on peut les expliquer d'une toute autre façon. Pendant quelque temps, à cette époque, on remarque que les femmes ont un écoulement blanc assez abondant, qui cesse, puis se reproduit plus abondant encore ; enfin on voit apparaître l'hémorrhagie.

Pour nous, cet écoulement blanc, de même que beaucoup d'analogues, que l'on remarque dans les affections utérines, est dû à une congestion des vaisseaux, entourant et recouvrant les glandes de la muqueuse utérine ; la congestion amenée par le stimulus de l'ovaire est trop faible, mais elle ne cesse pas complètement ; à une autre époque, une nouvelle congestion s'ajoute à la première, et, si l'irritation ovarienne amenée par cet état est assez vive, on peut, à un moment donné, se trouver en présence d'une métrorrhagie. Telle est aussi l'opinion de Scanzoni, puisque à propos de cet écoulement blanc, il dit : « C'est une hypersécrétion de la muqueuse sujette, à certaines époques, à une recrudescence due à ce que la congestion menstruelle, qui n'est pas assez considérable pour amener la rupture des capillaires, suffit cependant pour exciter outre mesure la sécrétion de la muqueuse. »

Courty, cite des faits analogues.

D'après tout ce qui précède, on remarque la grande analogie que présentent les métrorrhagies avec les hémorrhagies menstruelles ; comme celles-ci elles sont intermittentes, plus ou moins passagères ; elles cessent et reviennent d'elles-mêmes, mais diffèrent par leur irrégularité, par leur apparition anachronique.

CHAPITRE III.

TRAITEMENT.

La métrorrhagie, même modérée, à moins qu'elle ne survienne chez des personnes pléthoriques, est toujours un accident auquel il faut faire grande attention.

Arrivant avant la puberté, elle produit un état de débilité qui nuit au développement du corps. Chez les chlorotiques, chez les femmes faibles, chez les personnes cachectiques, anémiées, débilitées, la métrorrhagie provoque presque toujours des symptômes graves : susceptiblité nerveuse exagérée, accidents hystériformes, etc. ; elle entretient vers la matrice une congestion permanente, et prédispose cet organe aux phlegmasies, à de nouvelles pertes : l'hémorrhagie appelle l'hémorrhagie. En effet, si la métrorrhagie dure longtemps, les vaisseaux utérins deviennent variqueux, décrivent des trajets flexueux ; il se forme de véritables varices, qui sont un danger constant. En même temps, la muqueuse utérine subit des changements, elle se ramollit, et on comprend qu'alors les retours périodiques du molimen menstruel ajoutent, chaque fois, une nouvelle excitation, font affluer davantage le sang, et alimentent ainsi le mal.

Du côté des annexes surviennent aussi des troubles. « Dans la ménorrhagie, dit Churchill, les ovaires peuvent. en apparence du moins, conserver leur intégrité pendant un temps ; mais, si elle se répète souvent, j'ai constaté que l'un des ovaires ou les deux à la fois étaient atteints. »

En présence des accidents, soit immédiats, soit même tardifs que toute hémorrhagie utérine anormale peut amener, le premier soin du médecin doit être de faire cesser ce flux morbide ; il devra :

1° Combattre la congestion utéro-ovarienne.

2° Attaquer le point de départ irritatif.

Chez toutes les malades, mais surtout chez celles qui sont prédisposées à l'hémorrhagie, par une hémorrhagie antérieure ou par un tempérament pléthorique, il faut entretenir le ventre libre ; mais, s'il est bon de donner les purgatifs salins, la magnésie, l'huile de ricin, des lavements émollients, il faut éviter l'emploi des drastiques, de l'aloès surtout, qui fluxionnent les parties inférieures de l'intestin, favorisent le développement des hémorrhoïdes, et par conséquent, par la communauté d'origine ou les anastomoses des systèmes vasculaires de l'utérus et du rectum, peuvent augmenter la fluxion utérine au lieu de la dissiper. Lorsque, dans des cas de fluxion vive, d'engorgement, on trouve le col gonflé, turgescent, il est quelquefois bon de scarifier assez largement le col, et ainsi, par une saignée, amener le dégorgement, la déplétion de tout le système.

Il faut que l'écoulement de sang soit assez copieux, car, dans le cas contraire, si la saignée est trop peu abondante, au lieu d'être utile, elle serait nuisible, irriterait le col et appellerait encore la congestion utérine, loin de la faire disparaître.

Nous avons été plusieurs fois témoin de ce que nous avançons, chez des femmes venues pour des métrorrhagies à la consultation du bureau central des Hôpitaux.

Quand l'irritation siége sur le col ou le corps de l'utérus, dans la muqueuse, il faut éloigner au plus tôt cette cause d'excitation.

Voit-on une légère ulcération du col, survenue à la suite de congestion chronique? Il faut s'attaquer d'abord à la congestion, puis modifier la surface de l'ulcère, de manière à en exciter la vitalité et à y réveiller une tendance vers la cicatrisation. Quelquefois la simple application d'un tampon, d'ouate non serré, suffit, ou bien une poudre inerte, du sous-nitrate de bismuth, du calomel, de l'alun, etc, portés directement sur l'ulcère, en favorisent la cicatrisation.

On a conseillé aussi de badigeonner le col avec de la teinture d'iode pure ou étendue, lorsque le col est engorgé, œdématié. — On emploie aussi dans le même but le perchlorure de fer et toutes les pommades iodurées.

Les ulcérations profondes seront cautérisées avec la pâte de Vienne, de Canquoin, avec le fer rouge.

Est-ce un épithelioma du col, qui entretient la maladie? réséquer le col, si c'est possible, ou bien, ce que nous avons vu plusieurs fois réussir, dans le service de notre savant maître M. le professeur Verneuil, toucher jusqu'à disparition, le mal, avec de l'acide chromique pur. A propos du cancer utérin, il est à remarquer que chez les femmes atteintes de cette terrible maladie, lorsqu'elles sont encore réglées, il y a une relation évidente entre les pertes sanguines et les douleurs : il semble qu'à certains moments le néoplasme, à la suite de petites congestions répétées, arrive enfin à son summum d'activité congestionnelle : il y a spasme du tissu musculaire ovarien, une douleur assez vive de cet organe, et hémorrhagie.

On fera l'extirpation des polypes; de même, si on est en présence de granulations de la muqueuse, on pourra tenter la guérison par la méthode de Récamier ; la curette, en effet, peut rendre de grands services, dans certains cas, mais, son maniement exige beaucoup de circonspection.

Enfin, dans les hémorrhagies, amenées par une action vaso-motrice, on s'attaquera à la cause qui lui a donné naissance ; on cherchera, si on peut s'exprimer ainsi, à établir autour de la malade un cordon sanitaire destiné à écarter tout motif d'irritation du sympathique.

Dans le cas de névralgie, il faut rechercher les points douloureux, et instituer le traitement spécial à ces cas.

Mais, et, nous désirons, particulièrement, attirer l'attention sur ce fait, quand le point de départ irritatif est l'ovaire, c'est à lui directement qu'il faut s'adresser.

Comme nous l'avons déjà dit, nous croyons que dans la grande majorité des cas, c'est à la congestion de l'ovaire qu'est due la douleur accusée par les malades. A ce propos, M. le professeur Verneuil, nous a cité nombre de cas de femmes venant se plaindre de pertes, dont on ne trouvait pas la cause : après avoir recherché les signes de la névralgie, les points douloureux décrits par Valleix, M. Verneuil, par le procédé que nous décrirons tout à l'heure, s'est assuré que c'était bien à une congestion ovarique qu'étaient dues et la douleur et l'hémorrhagie.

De même, pour le cas publié par le D^r Le Blond, et que nous avons rapporté plus haut (page 49), nous croyons que si, au moment de l'hémorrhagie, on avait recherché le point ovarique douloureux, on l'aurait trouvé.

C'est donc, à diminuer la contraction des fibres musculaires de l'ovaire, de tout l'appareil érectile, à faire cesser ce spasme que doivent tendre les efforts du médecin.

Il est important de connaître la cause de l'hémorrhagie, car, quelquefois, si on vient à agir sur l'utérus lui-même pour arrêter l'hémorrhagie, toute cause produisant une excitation du col ou du corps de l'utérus, agira sur l'ovaire lui-même et aura pour résultat d'accroître et la congestion et l'hémorrhagie.

Comment reconnaître que l'ovaire est le siége d'irritation? C'est par la recherche du point dit ovarique; et voici comment on procède :

La malade étant découverte (ou bien même à travers la chemise), on recherche trois points de repère :

1° L'épine iliaque antérieure et supérieure ;

2° L'épine du pubis.

3° La ligne blanche.

On réunit l'épine pubienne à l'épine iliaque et celle-ci à la ligne blanche. On a ainsi un triangle rectangle.

Nommons : D, l'angle droit.

P, l'angle répondant à l'épine pubienne.

I, l'angle répondant à l'épine iliaque.

Par une perpendiculaire *be* à la ligne DI, on divise le triangle en deux parties. C'est dans la portion interne, un peu en dedans de la ligne *be*, contre l'arcade crurale, reliant le point P au point I qu'on doit comprimer pour provoquer la douleur.

On s'assure d'abord, que la peau, soulevée, n'est pas sensible ; qu'une pression légère n'amène pas de douleur, et, avec la pulpe du doigt, par une pression lente, modérée, mais progressive, sans saccades, on arrive à provoquer une douleur, que le changement du visage de la malade montre bien, et qu'un cri, souvent provoqué par cette pression, dénote plus clairement encore.

On a le point ovarique ; et nous croyons qu'on n'a pas affaire à une névralgie, puisque la peau n'est pas sensible, que le col (on a touché la malade) n'est pas douloureux, qu'on ne trouve pas les points décrits par Valleix et rapportés à une névralgie lombo-abdominale.

Pour trouver ce point, on a aussi conseillé de rechercher les battements de l'iliaque et ceux-ci trouvés, de comprimer en dedans de l'artère.

Nous croyons bon ce procédé, mais peut-être un peu

plus ong, et exigeant plus de tâtonnements, pouvant agacer les malades.

peut-être, nous dira-t-on, que ce n'est pas sur l'ovaire que presse le doigt ; qu'il est impossible d'arriver sur cet organe à cause de sa position ; mais, qu'on veuille bien se reporter à ce que nous avons dit plus haut, du bassin et des organes continus dans l'excavation. Il est possible que chez de vieilles femmes, dont les organes génitaux, utérus et ovaires, ne fonctionnent plus, et sont atrophiés, l'on ne puisse pas y arriver ; mais, chez des femmes, encore dans l'activité sexuelle, dont les ovaires fonctionnent encore, c'est possible. Dernièrement, en effet, chez une jeune vierge, morte de fièvre typhoïde, nous avons enfoncé, au point indiqué plus haut, une longue aiguille, et, après dissection, nous avons constaté que l'aiguille était à peine à 3 ou 4 millimètres de l'ovaire. Si on arrive si près, avec une tige aussi mince, il nous semble qu'on peut admettre, que l'expérience sera plus facile avec le doigt, surtout, si on veut bien se rendre compte de ce fait, prouvé par les expériences de M. Rouget, que pendant la congestion, le tout, utérus et ovaires, augmente de volume.

Ceci admis, le point ovarique trouvé, que la douleur soit névralgique primitivement (Marrotte), ou consécutivement à la congestion et à l'hémorrhagie, qu'elle soit seulement provoquée par la congestion intense de l'organe, il faut faire tomber le spasme, faire cesser l'érection de l'ovaire.

Ce point douloureux, se trouve surtout dans l'épithélioma, les corps fibreux, la métrite du col ; pour y remédier, M. Verneuil, conseille un traitement que, pour sa part, il a vu maintes fois réussir, mais seulement chez les femmes présentant le point ovarique; dans les autres cas, il a échoué.

M. Verneuil fait au niveau de l'ovaire, une injection sous-cutanée de chlorhydrate de morphine ; puis, si la perte ne cesse pas, il fait appliquer, au même point, un vésicatoire volant qui sera pansé avec 0,01 de morphine.

C'est là, on le voit, un traitement bien simple, à la portée de tous, maintenant surtout que les injections hypodermiques sont entrées dans le domaine courant de la thérapeutique, maintenant qu'il n'est peut-être pas de praticien qui ne possède pas de seringue de Pravaz.

On emploie aussi les révulsifs. Eau chaude (Guéneau de Mussy), huile de croton, teinture d'iode; le bain chaud, amenant une sorte de détente générale de l'organisme, rend aussi quelquefois d'excellents services dans le traitement des métrorrhagies.

La douleur a-t-elle cessé, mais, la perte, quoique bien diminuée, continue-t-elle encore ? On pourra donner des médicaments destinés à agir sur la circulation, ou sur le tissu même de l'organe.

La digitale en infusion (0,30 à 0,50 pour 125 d'eau), le sulfate de quinine. (Duboué, Guéneau de Mussy.)

L'ergot de seigle et l'ergotine ; mais, pour ces deux derniers médicaments, nous pensons qu'il faut être très-réservé : car, si l'ergot, est bon dans certains cas, dans d'autres il peut être nuisible ; il faut, en effet, chercher à procurer le repos à l'utérus, et non pas le fatiguer, par des contractions répétées.

Il est bien entendu, que concurremment à tous ces moyens, il faudra suivre la conduite habituelle conseillée dans toutes les hémorrhagies de matrice.

Repos au lit, position horizontale, tête basse ; suppression des oreillers, de tous les liens autour du corps et autour des membres inférieurs, tels que corsets, bas, jarretières, en un mot tout ce qui peut gêner la circulation et favoriser la stagnation du sang dans le bas-ventre.

De même, si on est en présence d'une métrorrhagie très-abondante, mettant en péril les jours de la malade, il ne faudra pas hésiter, et recourir de suite à la compression de l'aorte et au tamponnement.

Observations à l'appui des faits énoncés.

Obs. I. — Métrorrhagie, traitée par les vésicatoires, et l'injection hypodermique de morphine, au niveau de l'ovaire. Guérison.

Rose-Marie D..., âgée de 26 ans, couturière, entre à l'hôpital de la Charité, salle Saint-Vincent, n° 18 le 23 octobre 1875.

Réglée à 12 ans, facilement, sans douleurs. Les règles étaient régulières.

A 15 ans, à la suite d'une émotion vive, la menstruation se suspend brusquement, et cet état persiste pendant neuf mois ; puis les règles réapparaissent régulièrement.

A 19 ans, une grossesse. Couche normale. La mère nourrit, mais pendant la durée de l'allaitement, les règles persistent à se présenter régulièrement, comme d'habitude.

En janvier 1872. La malade entre à la Charité, service de M. Bernutz, pour se faire traiter d'une perte, qui cesse après un purgatif, et l'application d'un vésicatoire sur la région ovarique droite.

En 1875. La malade remarque que ses règles sont plus abondantes, et que le second jour, elle ressent des douleurs dans le bas-ventre.

Depuis le mois d'août, D... se trouve indisposée, maigrit, ses règles sont plus abondantes, mais non douloureuses.

En septembre 1875, les règles étant terminées depuis huit jours, la malade, en travaillant, ressent des douleurs dans l'hypogastre ; elle rentre chez elle, se couche ; le lendemain, même état, et vomissements ; le surlendemain métrorrhagie qui persiste malgré les soins donnés à la malade.

23 octobre. Entrée à la Charité. Perte modérée; pas de douleur spontanée.

Au toucher, on constate un peu de péri-métrite. Par le palper on s'assure que la peau n'est pas sensible, que la malade ne présente pas les points douloureux de Valleix ; mais par une pression lente, graduelle au niveau de l'ovaire gauche, on provoque une douleur spéciale. Repos au lit.

Le 24. Injection sous-cutanée au niveau du point douloureux.

Le 25. La malade se plaint de l'injection de morphine qui lui a fait mal à la tête, mais elle constate que son hémorrhagie est à peu près complètement arrêtée.

Le 26. Plus d'hémorrhagie, mais écoulement blanc. Quelques jours après la malade sort guérie.

Obs. II. — Métrorrhagies légères mais persistantes chez une vierge. Guérison par l'injection de chlorhydrate de morphine.

Marie N..., âgée de 22 ans, domestique, d'une bonne santé habituelle ; ordinairement bien réglée, d'une façon régulière, cette jeune fille a remarqué que, depuis plusieurs mois, ses règles deviennent plus abondantes et un peu douloureuses ; que de plus il n'est pas rare de voir survenir des écoulements sanguins, entre deux époques.

On ne peut constater l'état de l'utérus, chez cette femme encore vierge, et qui s'est refusée à laisser pratiquer le toucher rectal : un traitement général fut institué : fer, vin de quinquina, amers, douches froides.

Cette médication paraît agir un peu, l'état général s'est modifié, et les pertes ont disparu à plusieurs reprises.

En octobre 1875 l'écoulement reparaît : on recherche le point ovarique, et celui-ci trouvé, on pratique une injection sous-cutanée au niveau de l'ovaire gauche.

Dès le lendemain, il ne coulait plus que de l'eau rousse, et ce dernier écoulement s'est lui-même supprimé quelques jours après.

Cette femme avait quelquefois des migraines, aussi avons-nous recherché avec soin les points douloureux décrits par Valleix ; nous n'avons pas pu les trouver.

Obs. III. — *Métrorrhagies arrêtées par l'injection hypodermique de morphine. Métrorrhagies passagères, amenées par l'application de vésicatoires au niveau de l'ovaire.*

Mathilde B..., âgée de 28 ans, hôpital de la Pitié, service de M. le professeur Verneuil.

Réglée facilement à 16 ans. A 19 ans, grossesse et accouchement régulier. En 1870, entrée à l'Hôtel-Dieu, se plaignant de douleurs vives dans le bas-ventre et de vomissements. Au bout de quelques jours, on constate de la métrite et un empâtement à gauche. Il se développe un phlegmon qu'on ouvre au moyen d'applications de caustiques, répétées pendant quatorze jours. Issue de beaucoup de pus. Sort guérie le 7 mai.

Bonne santé jusqu'en 1872; un accouchement qui se fait bien; mais depuis cette époque la malade se plaint de ressentir de la douleur dans le bas-ventre à gauche.

Quarante jours après l'accouchement, les règles reviennent, mais très-abondantes ; douleurs. Pertes pendant l'intervalle des règles, mais plus fortes à l'époque menstruelle. Dans cet état, la malade part en Angleterre, et ne revient, pour se faire traiter, que dix-huit mois après.

Elle entre dans le service de M. le professeur Verneuil. — Traitement : Cautérisation du col au nitrate d'argent, vésicatoires sur la région de l'ovaire, injections de morphine. Les pertes s'arrètent complètement, mais reparaissent au moment des règles, moins abondantes cependant qu'en 1874.

Le 17 avril la malade quitte l'hôpital, conservant un peu de douleur dans la région lombaire, sans exacerbation. Quelques jours de repos au lit les font disparaître.

En juillet, alors que la malade ne perdait plus depuis deux mois, elle rentre à l'hôpital, pour des douleurs dans le bas-ventre, à gauche. Un vésicatoire amène la guérison en quelques jours

En octobre, B... redevient souffrante, douleurs dans le bas-ventre, violentes surtout au moment des règles qui sont plus copieuses, mais moins longues que d'habitude (quatre jours au lieu de six).

Le 22. La malade ne perd plus, mais souffre beaucoup ; on applique un vésicatoire sur la région ovarique, et *le soir même*, sans que les douleurs soient plus vives, il se *fait une perte assez abondante.* Il y avait cinq jours que les règles étaient passées. — Traitement : Bromure de potassium, vin de quinquina.

Le 24. L'écoulement de sang est complètement arrèté, mais est remplacé par un écoulement blanc très-abondant. Puis, quelque jours après, tout rentre dans l'ordre et la malade peut reprendre ses occupations.

Nous appelons l'attention sur ce fait: c'est que, en certains cas, l'application d'un irritant au niveau de l'ovaire paraît provoquer une sorte de spasme qui cède rapidement, il est vrai, mais est souvent suffisant pour amener une perte. Il n'est pas rare non plus de voir le même fait se produire, à la suite de cautérisation du col; l'observation suivante en est un exemple bien net.

Obs. IV. — Métrorrhagies passagères produites, deux fois de suite, par la cautérisation du col avec le crayon de nitrate d'argent.

Louise L..., âgée de 37 ans, domestique, entrée à la Pitié, service de M. le professeur Vernueil, le 2 octobre 1875.

Réglée à 21 ans, très-facilement, deux ou trois jours, tous les mois.

Une grossesse et un accouchement régulier, il y a quatorze ans.

Il y a vingt-cinq mois, après avoir frotté le parquet de 5 chambres, la malade s'est trouvée indisposée : malaise, pesanteur dans le bas-ventre. Quelques jours après, perte blanche abondante. A l'époque menstruelle suivante, les règles sont plus abondantes, durent plus longtemps, huit à dix jours ; cet état d'augment des règles a persisté depuis cette époque.

Le 15 juillet, sans être au moment de ses règles, la malade a une perte qui dure trois ou quatre jours ; à l'époque menstruelle, véritable métrorrhagie, sans souffrance cependant. Repos au lit pendant trois ou quatre jours.

Son état maladif ne s'améliorant pas, la malade se décide à entrer à la Pitié le 2 octobre 1875. Elle ne présentait alors qu'un écoulement sanguin peu abondant.

Le lendemain M. le D* Marchand, en l'absence de M. Verneuil, examine la malade et pratique une cautérisation de l'intérieur du col, avec le nitrate d'argent. Dès le soir, la malade ressent une douleur vive dans la région ovarique, et une perte apparaît qui dure huit jours.

Le 23 octobre, M. Verneuil fait une nouvelle cautérisation au nitrate d'argent, et le lendemain, douleur assez vive dans la région ovarique et perte.

La malade a bien remarqué que, dans ces circonstances où la cautérisation a été suivie de perte, la douleur a toujours précédé l'écoulement sanguin. Elle a ressenti une sorte de plénitude, puis a perdu.

Le 25. L'écoulement sanguin est arrêté, il ne coule plus qu'un peu d'eau rousse ; pas de douleur spontanée, mais une pression modérée, accuse un peu de sensibilité profondément, au niveau de l'ovaire droit.

Le 27. La malade n'a plus d'écoulement anormal.

Obs. V. — Cautérisation à l'époque des règles. Péritonite. Mort. Altération des ovaires. (Demarquay, *Gazette des Hôpitaux*, 1867.)

Au mois de décembre 1861, entre dans le service de M. Demarquay une femme accouchée depuis six mois, se plaignant de métrorrhagie.

Quelque temps avant son entrée, elle avait éprouvé des douleurs dans la région hypogastrique.

Au spéculum, on reconnaît uue ulcération fongueuse du col, et saignant au moindre contact.

M. Demarquay pratique une légère cautérisation au fer rouge.

Le premier jour tout se passa bien, à part quelques douleurs dans la région lombaire ; la métrorrhagie fut arrêtée, mais l'époque des règles revint, et avec elle d'assez vives douleurs dans la région hypogastrique, des vomissements apparurent, le pouls devint petit, serré, et la malade mourut au milieu des signes d'une péritonite.

Autopsie. — Du pus était épanché dans le petit bassin, l'utérus était couvert de fausses membranes.

L'ovaire droit était détruit par la suppuration et contenait de plus, dans son épaisseur, des foyers hémorrhagiques. L'ulcération du col s'étendait jusque dans la cavité du col.

La muqueuse du corps était saine. La cautérisation avait été légère, superficielle, car il n'y avait pas de perte de substance du museau de tanche. En pressant le col, on faisait sourdre le sang au niveau de l'ulcération.

Obs. VI. — Ménorrhagie due à un polype fibreux. (Thèse de M. Potheau, 1873.)

Sidonie B..., 38 ans, cuisinière, entre le 26 novembre 1872 à l'hôpital Necker. Tempérament nerveux, réglée à 12 ans, tous les mois régulièrement, durée huit jours.

Mariée à 24 ans, 2 enfants à terme. Elle a nourri le second dix-sept mois ; les règles sont revenues dix-sept mois après l'allaitement. La première menstruation, très-abondante, dure quinze jours.

Depuis lors, les règles très-irrégulières.

Le 3 avril 1872, ménorrhagie abondante, sans cause connue.

Du 8 mai au 8 octobre. Ménorrhée toujours très-abondante.

8 novembre. Le sang sort par caillots énormes. Tamponnement, 4 dragées d'ergotine Bonjean, et pilules de fer. La perte dure jusqu'au 15 novembre, jour de son entrée à l'hôpital.

Du 26 au 30. Il ne sort qu'un peu d'eau rousse.

Le 30. La malade est chloroformée, on enlève le polype avec l'écraseur, il ne sort presque pas de sang.

1er décembre. L'hémorrhagie diminue et cesse tout à coup.

Le 12. Douleur vague dans le fond de l'utérus, les forces reviennent. Elle sort guérie. La malade n'a plus ses règles. Les époques sont marquées par une augmentation de flueurs blanches.

CONCLUSIONS.

1° La menstruation et la métrorrhagie présentent une grande analogie, et les notions physiologiques peuvent éclairer la pathogénie de certaines hémorrhagies utérines.

2° Dans l'un comme dans l'autre cas, il y a congestion de l'ovaire, érection de tout le système utéro-ovarien, et le sang coule tant que dure le stimulus.

3° Lorsqu'on est en présence d'une hémorrhagie, il faut rechercher le point dit ovarique, et si on le trouve, instituer un traitement destiné à faire tomber le spasme qui amène la congestion. Une injection hypodermique de chlorhydrate de morphine suffit dans beaucoup de cas.

4° Nous pensons que la physiologie pourrait expliquer d'une façon analogue, la pathogénie de certaines hématocèles pelviennes.

En terminant ce travail, auquel notre expérience personnelle ne nous a pas permis de donner le développement que comporterait un pareil sujet, nous désirons remercier nos anciens maîtres dans les hôpitaux, et nous prions M. le professeur Verneuil, de vouloir bien agréer toute notre reconnaissance pour les excellents conseils qu'il nous a donnés, lorsque nous avons eu l'honneur d'être son interne et les précieux enseignements que nous avons recueillis dans ses leçons cliniques.

Paris. A. Parent, imprimeur de la Faculté de Médecine, rue Mr-le-Prince, 31.

www.ingramcontent.com/pod-product-compliance
Ingram Content Group UK Ltd.
Pitfield, Milton Keynes, MK11 3LW, UK
UKHW020953140726
13695UKWH00003B/1377

9 782013 704120